薬剤師3.0

地域包括ケアを支える
次世代型薬剤師

狭間 研至 著

はじめに

　生きていると何をやってもうまくいかない、という時期は確かに存在する。もちろん、自分としては最善の努力を行うのだが、運が無いのか、タイミングが悪いのか、にっちもさっちもいかなくなるのである。

　そんなときにどうすれば良いのか。私は、いつも、少し自分を離れて眺めてみるようにしている。そうすると、自分の何に無理があるのか、周囲のどこに問題があるのか、はたまた、そもそも流れが良くないのかといった問題点が浮き彫りになり、次に動くきっかけやヒントを手に入れることができる。いわば、虫の視点のみで闘うのではなく、鳥の視点を持って俯瞰してみるということだ。

　２００３年頃から実家の薬局運営に関わり始めて、私が感じていたのは大きな閉塞感であった。外科医の道を離れて、街の保険薬局を変えたいと頼まれもしないのに母の後を継いで社長になったのは良いが、人の採用はできない、新しい開業の場所も確保できない、おかげでビジネスは回らないという状態に陥った。文字通りにっちもさっちも行かなくなってきたのだ。

　そこで、なんとなく思いついたのが「薬局３・０」という概念であった。町の小売業のような薬局を1・0、保険調剤に特化したいわゆる「調剤薬局」を2・0、少子超高齢社会に求められる新しい薬局のあり方を3・0と定義したのは、まさに、虫の視点で闘っていた頃に、鳥の視点を持つようになったからこそであった。

この「薬局3・0」という概念は、2006年、私の母が創業した薬局が30周年を迎えた年に一般の方に公開し、折に触れて講演や講義などでもお話しさせていただくとともに、2008年12月には『薬局3・0』として薬事日報社からまとめさせていただいた。

あれから8年あまり。確かに業界は変わってきた。お世辞半分ながら「先生のおっしゃった通りに変わっていっていますね」と言っていただくこともあるが、2015年10月に厚生労働省から発表された「患者のための薬局ビジョン」を見ると、なんとなくそんな感じがしないでもないのも事実である。

この間、薬局経営者としての立場に加え、在宅や一般外来、2015年からは病院の中でも臨床医として現場に携わる機会を得た他、薬剤師生涯教育や薬学教育の現場でも色々と活動させていただくようになってきた。そんな中で考えてきたのは、薬剤師のあり方も当然ながら、大きく変わろうとしているということである。この変革は、人口構成の変化に伴う地域医療ニーズの変化に端を発するものであり、薬学教育6年制への移行や、薬剤師法第25条の2の改正など、薬剤師のあり方を根底から変える変化が起こっていることに伴う、かつてないほどの大きな変革である。

こんなときに、現場で愚直に奮闘していると、本当にうまくいかなくて、最終的には刀折れ矢尽き果てた状態で、業界を去って行くことにもなりかねない。やはり、虫の視点だけではなく、全体を俯瞰し、流れを読み、薬剤師自身のあり方や、地域医療の方向性をつかむための鳥の視点が不可欠である。

本書では、私自身の薬局経営者、臨床医、薬剤師生涯教育・薬学教育に携わる立場から、過去を踏まえた上で、薬剤師を取り巻く現状をひもとき、来たるべき未来につなげるためにはどう考えれば良いのかを、わかりやすくお示ししたつもりである。もし、あなたが、日常業務のあり方や自分自身の未来について閉塞感を感じているのであれば、是非ともご一読いただきたい。きっと、視野は大きく開けるはずである。本書での気づきをもって、小さくても良いので現場で活動の一歩を踏み出して欲しい。そのあなたの勇気と実行力が、地域医療を変えるはずだ。

２０１７年６月

狭間 研至

2章 薬剤師3・0が備えるべきスキル

3章 2025年の地域包括ケアが目指す全体像

4章 次世代型薬剤師をめぐる今後の課題と対応

5章 次世代型薬剤師育成に向けた大学教育への期待

1章

薬局とその機能の変遷

永遠に続くビジネスモデルは、ない。この当たり前のことを今の保険薬局、というよりは「調剤薬局」の経営者は改めて考えなくてはならない。このことに私自身が気づいたのは2006年のことであったが、それ以後、私自身の薬局や薬剤師のあり方に関する考え方は、大きく変化したことを実感している。

いわゆる超高齢社会に突入する日本において、薬局や薬剤師がどうあるべきかを考えておくことは、今後の薬局経営においてどのような舵取りをするのか、はたまた、薬剤師にとっては、どのような将来像を念頭に置いて、日常業務や生涯研修にあたるのかということにおいて極めて重要である。

そこで、本章では、薬局機能の変遷から薬局、そして薬剤師の現在と将来について、その理論的背景とともにまとめてみたい。

1 薬局機能の変遷

私の母が薬局を創業したのは、1976年の12月であった。1965年に京都薬科大学を卒業し、病院、診療所、薬局と勤務薬剤師をした上で卒後10年あまり、30代前半で薬局を開業したのは、私が小学校に進学したことが大きかったらしい。

当時から共働きであったために、私は2つ年下の弟とともに保育所で預かってもらっていたが、今のように学童保育が充実していなかった当時、午後2時頃には学校から帰ってくる小学生となった私を自宅で迎えるためには、自宅で薬局をやるしかないと、なかば、他に選択肢がない形で開業したようである。

「くすりの相談・漢方相談　ハザマ薬局」と丸ゴシックで書いたプラスチックの文字が縦書きで並ぶ左右の扉を開けて、地元の小学校に通うのが私の日課であったが、帰宅してくると、当然のことながら、薬局にはお客さんがいていろいろな話をしている。

「ちゃんと、ごあいさつしなさい」と言われて、ごにょごにょ言いながら、薬が一杯並んだカウンターの後ろを通って2階に上がり、自分の勉強机の周りにランドセルをどさっと置く、というのが私の毎日であった。

後で詳しく述べるが、この頃の薬局には、①保険調剤がゼロ、②売上の多くはＯＴＣ医薬品や漢方薬、医薬部外品、健康食品、医療雑貨など、③患者さんが持ってくるのは、主に体の悩み、といった特徴があった。

実は、この薬局は私と弟が医学部に進学した時点で、もう一代限りと家族全員で考えていた。ただ、事態は思わぬ展開を見せるようになった。この辺りの詳細は、拙著『外科医、薬局に帰る』（薬局新聞社）や『薬局3・0』（薬事日報社）などをご覧いただければと思うが、端的に言えば、外科医として活動していた私が、結果的には実家の薬局を継承することになったのである。

2004年3月に大阪大学大学院医学系研究科での研究活動を修了し、学位をいただいた後に実家に戻った時の薬局は、私が知る薬局の姿と大きく異なっていた。すなわち、①OTC医薬品や漢方薬などはほぼゼロ、②売り上げの多くは保険調剤業務、③患者さんが持ってくるのは処方箋、といったところであろうか。このように、あまりにも私の記憶にある薬局と異なっていたので、私の母のやっていた薬局といろいろな考え方を変えて取り組まなければいけないということを、自分自身にも明確にしたのである。

当初は、いわゆる「調剤薬局」の業務の正確性をいかに担保するのかということ、お客様をお待たせしないためにスピードをさらに上げられないかということ、そして、効率性を追求し、店舗展開をして事業規模を拡大するということに夢中になっていた。このことは、「要は、医師の処方通りに調剤してお渡しし、きちんとレセプト請求すればそれで良いのではないか」と思っていた私にとって、予想以上に大変な問題であった。

正確性の担保ということについては、いわゆるリスクマネジメントという問題になる。私どもの薬局でも当初、幸いにして人命にかかわるようなものはなかったが、何らかの健康被害が起こったと考えざるを得ないような調剤過誤がいくつか発生した。私が経験してきた医療現場での過誤と調剤過誤は、少し性質が異なることにも戸惑った。というのも、医療過誤というのは、ある程度のリスクはどのような医療行為にもつきものの中で起こるものなので、場合によっては、本当に過誤なのか、想定すべきリスクであったのかというところを考え、議論する余地がある。しかし、調剤過誤はその余地がない。「なぜ、Aという薬剤を出せと書いているのに、Bを出したのか？」「10㎎と記載されているのに、どうして20㎎を調剤したのか」という事態になれば、もう、反論の余地は1ミリも残されていないのである。医療現場の緊張感とはまた別の緊張感が、調剤の現場にはあると痛感し、いろいろな対策をハード、ソフトの両面で充実させていった。QCサークルという取り組みがあるが、まさに、処方箋というオーダーが来て、正確に調剤という行為を行う上でのquality controlであったと今になってみても感じている。

スピードの向上と待ち時間を快適に過ごしていただく工夫というものも、十二分な配慮が必要であった。当時、（今となっては懐かしい響きだが）薄型テレビを待合室に掲げ、大画面で鮮明な画像となったテレビを患者さんにご覧いただくことで、待ち時間の苦痛を軽減しようとしてきたし、調剤機器の充実や、次回受診日を予想する中での薬品の用意や調剤の下準備、調剤室のレイアウトやコンピューターの活用など、様々なことに、現場の薬剤師共々、経営者として取り組んできた。

このことは、今も依然として重要なことである。外来患者さんへのお薬の不足がないような発注への配慮や、近年さらに進んでいる調剤業務の機械化、また、昨今ではかかりつけ薬局や処方箋の電子化も念頭に置いた処方箋情報の事前入手によって、待ち時間を極めて少なくするか、場合によっては来局時には大体の準備が既に終わっているような取り組みは、今後も継続して行われていくだろう。

さらに、効率性を追求するという取り組みも、企業運営の観点からは、極めて重要である。医療保険制度の中で保険調剤を行う以上、私企業が過大な収益を得ることは、違法ではないが何らかの問題があると捉えられることは致し方ない。しかし、その一方で、医療とはボランティア活動ではなく、きちんと行った仕事に対する報酬をいただくことは当然であるとともに、最終的な採算が合うべく、経費とのバランスを取らなければ、その地で継続して医療を提供することはできない。

そういった意味でも、業務の効率化というものは、きちんと行った仕事を適正な形で保険請求して売上を確保するためだけでなく、人件費の増大や必要となる原価の増大を抑えるためにも欠かせない。そのためには、地域医療を支えるという社会保障制度の一端を担う、半ば公的な性格が強い業種である一方で、一般の営利企業でも必要なマネジメントや業務改善への継続的な粘り強い取り組みが必ず求められる。そして、このことは、当然のことながら、医療機関でも必要である。医療としての正しさやあるべき姿を追求しすぎると採算性は悪化するし、効率化や採算性を優先させすぎると医療としてのあり方に明確な疑義が生じることがある。理念と経営の両立というのは、職種を問わずに必要だが、とくに医療の問題においてこの観点は極めて重要である。

このような3つの課題に夢中で取り組んでいるなかで、あっという間に時間は過ぎ去って行ったが、どうしても自分の中で解決できないジレンマが生じてきた。それは、私が最初に薬局運営に携わりはじめた2001年頃と比べて、薬局を取り巻く環境が大きく変わりつつあったことと関連していたのかもしれない。

具体的には、商売（あえて言えば！）に必要なヒト、モノ、カネが集まりづらくなってきたということである。

Employee Satisfaction（従業員満足）なくしてCustomer Satisfaction（顧客満足）なしとい

うのは、「調剤薬局」運営においても通用する。「調剤薬局」でいかに薬剤師さんに満足して安心して活動してもらうかということを考えると、先ほどの3つの課題への取り組みがきちんとなされていることが大切なのは言うまでもない。その意味では、正確性担保のための機械化やシステム化への投資ができるかできないかということが、直接的・間接的に薬剤師の採用にも少なからず影響を及ぼすようになってきた。

また、処方箋を発行する医療機関に隣接してお店を構え、そこで、お客様を不快にさせることなくお待たせする間に、薬を取りそろえてお渡しするということを実現しようと思うと、それなりの資金力や組織力が勝る企業でないと無理な時代が到来してきた。

さらには、きちんとした調剤報酬請求のための仕組みや、それを可能にする研修システムやハードの整備を行える企業かどうかということも、薬局の運営については重要な要素となってきた。

こうなると、「調剤薬局」を経営し発展させるためのヒトとモノを得ることが、中小の薬局では難しくなってくる。というのも、ここに挙げたような条件を満たそうと努力はしても、全国チェーンだけでなく、その地域で一番のシェアを持つ薬局企業の行うそれとは、どうしても見劣りがしてしまうし、その現実をある意味ではシビアに薬学生や薬剤師は見抜くので、薬剤師（ヒト）は集まらず、店舗（モノ）は開けることが難しくなる。

ヒトとモノがなければ、当然、カネは生まれない。カネが集まらないと、企業を存続していくことができなくなるのは当然と言えば当然である。

当時、大阪市内で4店舗を運営する薬局を継承した私は、こういった状況に気がつくにつれ、これは大変なことになりそうだ、何とかしなくては、という気持ちが強くなり、焦りというよりは、結局この業界では何が起こってきて、どうなろうとしているのか、ということを考えるようになった。

2 薬局3・0の意味：外来から在宅への流れ?!

社長になって1年あまりが経過した2005年頃、個人の薬局が主体だった業界に、何十店舗もある地域一番の薬局や、全国チェーン薬局が台頭し始めた。その頃、私が心に決めたことがあった。それは、「門前には出店しない」ということである。その理由は3つある。

1つ目は、いわゆる「門前薬局」としてはベストの立地を確保することが個人経営の薬局では難しくなってきたことである。医薬分業の黎明期では、個人経営の薬局で、社長が足で拾ってきたり個人的なつてで得られたりした情報をもとに新規出店をすることができた。しかし、全国分業の進展に伴って出現してきた地域ドミナントで何十店舗も展開している薬局や、全国チェーンの薬局のほとんどは、当然であるが新しい出店を企画・立案・検討・実行するチームを持つようになっていた。社長の片手間と専従チームの綿密な仕事では、当然差が出てくる。また、会社の規模によって、払える家賃や保証金にも差が出てくるし、薬局好適地のオーナーにとっては、個人に貸すよりも規模の大きな会社に貸した方が安心なので、せっかく話が決まりかけた場合でも、土壇場でひっくり返るようなことも現実的に存在した。立地依存のビジネスモデルであった「門前薬局」でベストの位置が押さえられないということは、ビジネスとしての発展が今後も困難になるのは明白であり、従来とは異なる別の考え方がいるはずだというのが、薬局経営者としての当然の流れであった。

2つ目は、マーケット全体が縮小する方向になっているのでは、と考えたことである。医療機関に隣接して薬局を出店し、医師の診察を済ませた患者さんがいらっしゃるのを待つというのはいわゆる「門前薬局」の基本的かつ強固なビジネスモデルではあるが、分業率が頭打ちとなった後、認知症やロコモティブシンドロームなどで外来受診者の総数が減少していたし（図1）、長期処方化が進むことなどにより、薬局に処方箋を持参して訪れる人は減っていくで

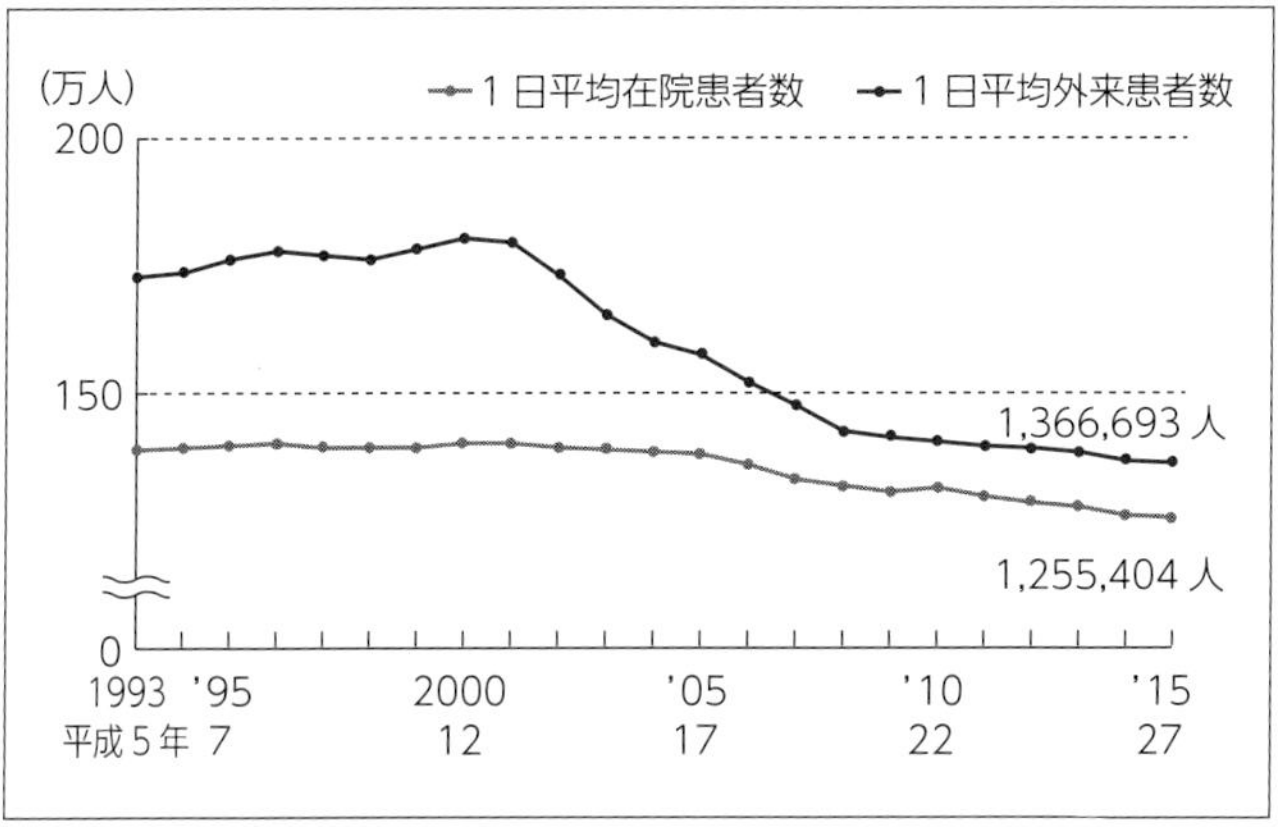

図1　外来患者数の減少

厚生労働省「平成27年医療施設動態調査」

あろうことは容易に想像できた。また、社会保障費のあり方を考えるなかで、医療費全体の緊縮化が図られることが予想されるが、いわゆる「門前薬局」のあり方では費用対効果を実感しづらい状況を考えれば、市場全体の先行きは明るいとは言いがたいと考えていたからである。

そして、3つ目は、薬剤師自身のあり方、働き方、そしてやりがいについて考えてのことであった。薬局業界に身を投じて何年かが経過した頃、隣接した医療機関から患者さんが処方箋を持ち込まれ、基本的にはそれに順じて薬を準備し、服薬指導とともにお渡しするという薬剤師のあり方は、本当に良いのだろうかと思うようになった。当時はまだ4年制教育ではあったが、やはり、大学で専門性の高い勉強をしてきたのにもかかわらず、医療の知識は医師に、看護の知識は看護師に絶対的な優位があるなかで、薬剤師が、付加的に疾患や療養方法の話をすることについては、その内容の妥当性や意味合いから言っても疑問を感じざるを得なかったというのが正直なところであった。

その一方で、医薬分業が推進されるなかで、薬剤師が薬を正確、迅速にお渡しするということに専念して働くことが、きちんとした売上と収益をあげるシステムになっていたこともあり、多くの薬局薬剤師が、OTC医薬品販売や健康相談といった業務から、外来調剤を黙々とこなす方向へとシフトしていくのを目の当たりにしていた。お薬がきちんと患者さんの手元にいくことの重要性はこれまでも、これからもゆるがないことであるが、それが専門性の高い薬剤師の仕事全てだと言うことには、少なからず抵抗があった。さらには、処方箋を受け取って、薬を渡して薬歴を記載するという、始点と終点がある作業を、1日あたりマックス40人までというくくりの中で淡々と続けることが、薬が患者さんの手元にいくということ、薬局経営が成り立つという観点からは求められる一方で、薬剤師が薬学を志した根っこの部分をクリアできるだけのやりがいがないように思えてきたのである。

このような理由のもと、「門前薬局」というあり方から離脱していこうと考えたのだが、ではは薬局をどうするのかというと、その答えはなかなか見つからなかった。そのような状況で、自分の医師として患者を診ていくなかでの経験や、薬局運営に携わる実感のなかでひねり出したのが「薬局3・0」という概念である。これは、当時感銘を受けた「web2.0」という概念に倣って、戦後からしばらくわが国の標準的な薬局であった、町の小売業のような薬局を第一世代の薬局として「薬局1・0」とし、医薬分業の流れの中で急速に広まった「調剤薬局」を第二世代の薬局として「薬局2・0」と定義づけたのがきっかけである。このような考え方は当時の薬局業界にはあまり明確に意識されていなかったが、私としては、私の母が1976年に創業した薬局と、私が大学を卒業してしばらく経った後に実家に戻ってきたときに目にしたいわゆる「調剤薬局」とを一つに論じるには、あまりにもかけ離れているという実感があったように思う。

今でこそ、それぞれを1・0や2・0、3・0と表現するかどうかは別として、薬局のあり方が大きく変わってきており、「調剤薬局」も今後どのようになるかはわからないというアイディアは少しずつ浸透してはいるが、私が薬局の代表となった2004年頃は、現場のあり方とこのような考え方との間には大きなギャップがあり、また、調剤報酬制度とも整合性がとれていなかった時期であったこともあり、このような考え方を実践に移したり、多くの方にお話ししたりすることには、やはり無理があった。それだけではなかったかもしれないが、実際、私どもの薬局のあり方が急激に変わったり、このような考え方が周囲の薬局や薬剤師の方々にすんなりと受け容れられるということにはならなかった。

ただ、人口構成や疾病構造の変化、医療保険制度のあり方、さらには薬学教育の6年制への移行などをトータルで考えるなかで、やはり、薬局のあり方は、「門前薬局」で「計数調剤」に専念するということではなくなると考えれば、薬局1・0が薬局2・0になったように、薬局2・0も次の世代、すなわち薬局3・0へと変わっていく流れが、今後本格化していくのではないかと考えてきたのである。

3 在宅薬剤師に求められる能力と連携のあり方

患者さんの高齢化によって、これからの医療のかなりの部分は、要介護高齢者の在宅での薬物治療が占めることが予想される。医療を受ける患者さんが動くことが困難である以上、医療を提供する側は、職種を問わず患者さんのもとに赴き仕事を行うことが重要になるはずだ。しかし、今まで医療機関でどちらかと言えば「待ち」の姿勢でやってきた医療職にとっては、そうすんなりとはいかないというのも現実であろう。実際、私自身が、医師となって10年あまり病院や診療所での診療業務に従事したあと、訪問診療の現場に「在宅医」として参画したときにはいろいろな戸惑いがあった。そこでの経験をもとに、今まで「調剤薬局」での業務に従事してきた薬剤師が、「在宅薬剤師」を目指すときに押さえておきたいポイントをお示ししておきたい。

1 ホームがアウェイに

ホーム、アウェイというのはサッカーなどスポーツの用語であるが、外来調剤を受け入れる場合には、薬剤師は「薬局」という自分の現場に患者さんをゲストとしてお迎えする。そのために、薬局を快適・清潔にしておくということは大切であるし、空調や椅子の高さ、トイレの配置などいろいろなことに細かく気を配る必要もあろう。その一方で薬局は、薬剤師にとっては自分の管理・監督下にあるいわば「自分の場所」であり、いうなれば「ホーム」である。

しかし、在宅に訪問するとなると、その前提条件が逆転してしまう。薬剤師は、患者さんの日常生活の場所にこちらから出かけていく。いうなれば、「ようこそ」から「お邪魔します」へと変わるのだ。また、服薬指導をするときにも、薬局ではいつもの場所で、いつものようにできるが、患者さんの自室や自宅では、こちらで場作りをしなくてはならない。いつもの場所では難なくできることが、アウェイの場所では、結構やりづらい。もちろん、経験を積んでいくとなんとでもなるが、いつもの場所にいつもの物がある薬局での経験しかない者には、在宅での仕事はやはり戸惑いがあるものだ。

では、「ホーム」から「アウェイ」にという変化に対応するためにはどうすれば良いのかというと、基本を理解した上で、現場に飛び込んでいくしかない。例えば、医師や看護師が、在宅で「点滴をしよう」ということになるとしよう。病院や診療所という「ホーム」であれば、点滴室や処置室に必要な器材は全てそろっているし、患者さんが横になるベッドや点滴の支柱なども当然のことながらしかるべき場所に準備されている。

ただ、在宅という「アウェイ」であれば、点滴の針やルート、三方活栓、アルコール綿に加えて、それらを固定するテープ類も用意しておかなくてはならない。病院では、ある程度作業しやすいようなところに点滴用のベッドがあったり台があったりするのであるが、ご自宅ではベッドの周囲にはいろいろなものがあって体勢がとりづらかったりする。さらには、点滴をつり下げるものも普通は存在しない。場合によっては、天井や壁のフックにワイヤーハンガーを引っかけて点滴をつるすような工夫も求められる。

そして、終了後のルートや針類の整理も病院であれば所定のゴミ箱に捨てれば済む話であるが、在宅であれば、きちんと回収するところまで考えておかなくてはならない、といった具合である。

いずれも、慣れてくればなんとでもなるだろうし、「はて、困ったな」と言うときにいろいろと考えることもそれなりに楽しむ余裕が出てくるのであるが、最初はなかなかそうはいかず戸惑う場面も少なくないのではないだろうか。

2 一人でなんとかしなくてはならない

また、医療機関であれば、たとえ個人経営の小さなクリニックであっても、職員が何名かはいてくれるし、大きな病院であればそれぞれの専門職がいるのが通例である。そのような環境であれば、患者さんの問題に直面したときに、すぐ相談したり手を貸してもらったりすることができる。

小さなクリニックであれば「おーい！」と声をあげれば、また、大きな病院でも院内ＰＨＳを使って目当ての人を呼べば、担当の人がどやどやとやってきて職種を超えて助けの手はさしのべられる。これが「ホーム」の強みである。薬剤師であれば、処方監査や服薬指導などでわからない点や患者さんへの対応で多少困ったことがあったときに、一人薬剤師の場合ももちろんあるが、薬局内で相談して考えることが可能であるし、他の職種に電話で相談することもできる。ただ、在宅では、基本的に一人である。電話という最終手段はあるものの、たった一人で、ある程度のところまで解決して患者さんのご自宅やお部屋から立ち去るところまでもっていかなくてはならない。この「孤立感」というか、単独でなんとかしなくてはならない状況に、多少なりとも怖さを抱くのは、在宅での活動を始める医療職にとって共通のものだと思う。

これらのことを乗り切るためには、ある程度のテクニックや知識も必要になるが、それよりも大切なのは、「私がここまでやるんだ、絶対に！」という覚悟ではないかと感じている。

例えば、もし、自室や自宅を訪問したときに、その患者さんが嘔吐をして苦しそうにしているところに出くわしたとしよう。電話で訪問看護師や医師に連絡したり、状態が本当に逼迫していると思ったときには１１９番で救急要請をしたりするのが通例であるが、そのように決断することも含めて、自分自身が動いていかなくてはならない。いわゆる「調剤薬局」では、どんなに仕事をバリバリとこなしていても、薬剤師は好むと好まざるとにかかわらず、基本的には「待ちの態勢」に馴れているのかもしれない。そういう薬剤師にとっては、この状況の変化に対応していくことも在宅での業務を進めていく上でのポイントとなろう。

3 ICTの活用がキモ

医療の高度化や専門分化が進むなか、多職種がそれぞれ専門性を持って取り組んでいくことが求められている現在、医療・介護の専門職が患者さんの基本情報や現在の状態を、その患者さんに関わるスタッフ全員で共有することは極めて重要なことである。院内であれば、昔ながらの紙カルテであっても、そのカルテを取り寄せさえすればそのほとんどの情報に接することができるし、もし電子カルテが導入されていれば、その情報は一元的に管理されるだけでなく、院内の各所に設置された端末の前に座りさえすれば、職種によって多少の差はあるものの、その患者さんに関する最新の情報にアクセスすることが可能になる。ただ、在宅医療ではその状況は一変する。

まず、各専門職が所属する事業所がバラバラであるということが問題である。院内であれば、同一法人なので情報共有や様々な取り決めの統一も容易ではないが不可能でもない。一方、在宅の現場では、医師はクリニック、薬剤師は薬局、看護師は訪問看護ステーションというように、それぞれに所属する法人が異なるため、統一の決まりを適用しようと思ってもそれぞれの事情がありなかなか上手くいかないし、何より、それぞれの情報は基本的に独立して管理されている。さらに、その情報の保管場所と患者さんにお目にかかる場所が離れているの

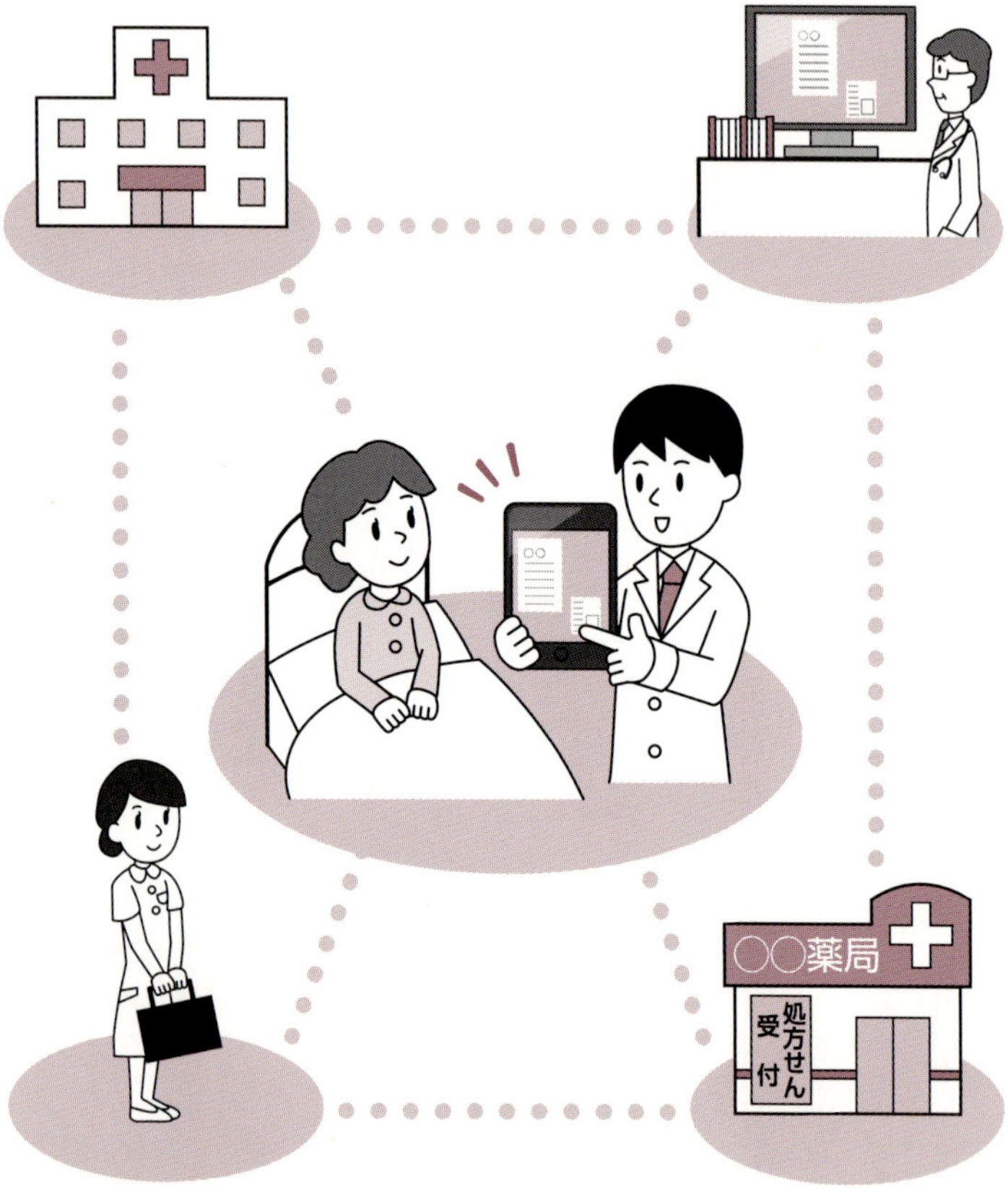

時間と空間のギャップをICTは乗り越えさせてくれる。
この特性を生かせば、在宅医療での多職種連携は十二分に可能となる。

も、在宅医療の特徴と言えよう。患者さんの診察や指導をしているときなどに、正確で最新の情報が得られないというのは、医療の専門家が決断し行動を起こしていくためには、かなり困った状況ではないだろうか。

ただ、朗報もある。それは、この10年あまりで在宅医療の現場でもICT（情報通信技術）が活用されるようになり、モバイルデバイスの発達とユビキタス環境の整備によって、私たちが容易かつ効果的に情報を共有できるような状況へと大きく変わってきたことである。ご存じのように電子カルテや電子薬歴といった、電子化された患者情報には、より軽く・薄く・速いモバイル端末において、隅々まで張り巡らされたインターネット網につながることで、どこにいてもアクセスできるようになってきた。さらに、現在では、様々なウェラブルデバイスが開発され、患者さんの体調を示すいくつかの情報は、瞬時にインターネット上で共有することが可能になりつつある。それらの情報をいち早くつかむことで、従来は不可能だったタイミングで患者さんの状態を知ることができ、より速く、正確な指示を出すことが可能になってきたのだ。

私は個人的にICTの恩恵は「時間と空間のギャップをやすやすと乗り越えさせてくれること」だと思っているのだが、在宅医療の現場でこの2つのギャップを解決しておくことは、医療の質を担保する上で極めて重要だと考えている。そのためにも、薬剤師に限らず、どの医療人も、年齢や性別にかかわらず、できるところからICTの活用に挑んでいくことは、在宅での業務を円滑に進める上で重要なポイントになるだろう。

4 薬局3・0に呼応する「薬剤師3・0」とは

少子化と高齢化が同時に進行するわが国で、薬局やそこに所属する薬剤師が活動する対象は、外来患者さんだけでなく、在宅や介護施設にいらっしゃる患者さんにシフトしていくはずである。2004年頃に、薬局が小売業（1・0）→調剤薬局（2・0）と変化し、次世代型の薬局3・0へとシフトするのではという考えをまとめたことは先に述べた。そこで、要介護高齢者の在宅での薬物治療へのニーズが高まるわが国では、外来にいらっしゃる患者さんの処方箋を淡々と（!?）調剤していく形の薬局から、在宅療養支援薬局とも言うべき新しい薬局の形があるのではないかと考え、自分が経営する薬局で特別養護老人ホームの服薬支援を試行錯誤しながら進めるようになった。そのなかで気づいたことは、当然のことであるが「新しい形態の薬局では、新しい仕事があり、新しい薬剤師が求められる」ということであった。

1 在宅で役に立たなかった「調剤薬局」薬剤師

というのも、このような現場では、いわゆる調剤薬局（2・0）で八面六臂の活躍を見せていた薬剤師が持つ特性や強みがほとんど役に立たないことが明らかになったからである。今まで頼りにしていたエース級の薬剤師を投入しても、特別養護老人ホームの現場では活躍できない。このことは、当の薬剤師にとっても戸惑いが大きかったと思うし、社長として新しい「処方元」を営業して開拓してきた身にとってみても、いろいろな面で考えさせられることが多かったものだ。

これは、薬局という「ホーム」で待ちの態勢で薬剤師単独で業務を行う者にとって、特別養護老人ホームという「アウェイ」の場での活動は、やはりいろいろなギャップがあったためだろうと考えている。すなわち、認知機能が落ちて意思疎通が難しくなっていたり、嚥下機能や身体機能の低下によって通常の計数調剤でお渡ししただけでは自分で服用することが難しくなっていたりする患者さんに、看護師や介護スタッフと連携を深めて服薬支援を行うということは戸惑いがあって当然だったのかもしれない。また、当時の薬剤師自身の仕事のイメージは、くどいようだがあくまでも「待ち」の態勢の受け身的なもので、処方箋という指示書に書かれた指示内容をいかに正確・迅速にこなすかということであったので、そのことのみでは対応しきれない業務内容に、どうしてもついていくことができなかった面があったように感じている。

それでも、なだめたりすかしたり、ときには「地域に求められる薬局や薬剤師のあり方とは！」と熱く語ったりしつつ、ビジネスとしての薬局2・0の限界を打破するためには訪問して患者さんをこちらから探していったり、あまり多くの薬局がやっておらず競合がまだまだ少ないブルー・オーシャンを開拓するんだと様々な営業活動に精を出したりしながらやっていくと、徐々に社内からも批判めいた声が出てくるようになってしまった。

拙いながらも営業活動が実って、ある意味意気揚々と薬局に行き「この店の近くの〇〇という特別養護老人ホームの処方箋を担当することになりそうだよ。いよいよ、みんなも在宅療養支援へ取り組めるようになるね！」と言ったところ、「こんなに忙しいのに、新しい仕事をとってきたりして、社長はどうするつもりなんですか!?」と真顔で怒られたことがある。さらには、「老人ホームの薬なんて、施設の人が薬局に取りに来るのが当然なんじゃないんですか？」「老人ホームの薬の整理なんて、向こうの仕事じゃないんですか？　そんな雑用を私たちがするなんて、信じられない」「そもそも、白衣を着たまま外に出るなんて恥ずかしい」とか、最後の方は何が何だかわからなくなるような意見が噴出することとなった。それでもなんとかできないか、やるしかないじゃないかと話を進めていくうちに、大半の薬剤師が辞めてしまうことになった。

ただ、誤解のないように、そして当時、私たちの薬局でがんばってくれていた薬剤師の名誉のためにも言うと、彼らは極めて常識的であったし優秀であった。また、数ある薬局から私どもを選んで、「一緒にがんばりたい！」という情熱もあったのである。しかし、在宅では思うように活躍できないし、気持ちもついてきそうになかった。そして最終的に刀折れ矢尽きた感じで退職を申し出る薬剤師の多くは、涙を浮かべて「もうどうしようもないから、一度リセットしたい」という感じになっていたように思う。

2 薬局が変わる以上、薬剤師も変わるのではないかという気づき

薬剤師が悪いわけでもないが、こういう概念を考えた私が悪いわけでもないのではないか、という思いはずっとあった。その最大の理由は現場での実感であったと今になって思う。先に述べた特別養護老人ホームでのお薬の問題に関する相談を医薬品卸さんを介して受け、とるものもとりあえず現場を見に行ったときに、薬に関する仕事が施設の中で大きくまた重要な問題になっていること、それらの業務が看護師や介護職などを精神的・時間的に圧迫し業務に支障

を来していることが明らかになってきた。しかも、既に（弊社とは別の）薬局が院外処方箋を応需しているにもかかわらず、このような事態になっていることに驚きと歯がゆさを感じていた。

ただ、当時その施設の担当だった薬局が、全くもって怠慢の極みを尽くし悪徳だったとも思わなかった。在宅療養支援について、先ほどの弊社の薬剤師のような感想を持つのが「薬局2・0」の薬剤師にとっては普通であろうということは十二分にわかったし、そういった意味では、処方箋という指示をもらって薬をそろえるという仕事は忠実にこなし、また最大限の優しさ（?!）を発揮して、「施設までは運んであげたでしょう！」というような状況で、段ボール箱一杯に50名分のお薬を運び込んだ後、多くの外来患者さんが待つ自分の薬局にすたこらと帰って行ったのではないかと感じた。

そう、誰にも悪気はなかったのである。薬剤師も薬局のスタッフも、場合によっては、経営者までもが、薬局やその薬剤師はこういうことが仕事であり、そういう概念の職業だと考えていただけであった。

しかし、現場は困っている。「薬局2・0」の未来はそれほど明るくなく、早晩成長期が終わり成熟期に突入し淘汰が始まるので薬局経営者としてはなんとかしたい。でも、なんともならない。薬剤師が動いてくれないが、その理由もわかる。だが、それでは困る……。そんなことをつらつらと考えていたところに、ふと、薬局が1・0から2・0へと変遷していくなかで、そこで活躍する薬剤師も、薬に詳しくセールスが上手な薬剤師（1・0）↓処方箋調剤が上手な薬剤師（2・0）へと変化してきたのではないかと思い当たった。そして、これがさらに、これからは次世代型の薬剤師（3・0）へとシフトするのではないかというアイディアに行き着いたのである。薬局という概念が変わっていることだけを薬剤師に伝えても、現場の薬剤師はある意味で理想と現実の板挟みになって困ってしまう。このギャップに真摯に向き合おうとすると、だんだんつらくなり、どこかでリセットするように退職してしまうということが繰り返されているのではないかと感じるようにすらなった。

　そうなると、薬剤師が次世代へとシフトすることを、わかりやすく薬剤師に伝え、薬局のみならず薬剤師のビジョンを共有することが、薬剤師、そして、薬剤師と関わる患者さんや家族、そして他の医療・介護職、さらには、薬局経営者としての私にとっても重要ではないかと考えるに至った。

3 薬剤師3・0のあり方とは

このように、薬局や薬剤師の世代移行ということは、私の医師・薬局経営者としての活動のなかで、自然発生的に芽生えてきた考えをまとめたものであるが、ここで改めて「薬剤師3・0」という概念について、私の考える薬局の変遷と併せてご紹介したい。

薬剤師1・0

昔の薬局1・0で求められた薬剤師の職能は、誤解を恐れずに言えば「薬に詳しい商人（あきんど）」だったのかもしれない。ここで言う「商人（あきんど）」とは決して揶揄するものではない。モノを売るためには、また、それが継続的に行えるようになるためには、結果的に自分を売り、解決策を売らなくてはならない。そういった意味では薬局1・0は、地域の人々が健康や病気に関する困り事を持ち込み、店員（＝薬剤師）と相談してその解決策を得ることで人気を博していたのではないだろうか。

実際、私の母が1976年に創業した薬局は、典型的な「薬局1・0」であったが、朝早くから夜遅くまで店を開け多くの地元のお客さんがひっきりなしに訪れていた。もちろん、トイレットペーパーや整髪料や常備薬を指名買いでお越しになるお客さんもいらっしゃったが、大多数は体の不調に困っていてなんとかならないかと言ってお越しになる方であった。

そういう患者さん（＝お客様）は、小さな薬局の奥にしつらえた小さな相談机の前にどっかと腰をかけ、私の母が出した熱いお茶をすすりながら、自分の悩みを吐露していたものである。当時小学生だった私はそういったやりとりが繰り広げられている店内を通って、学校から帰ってきたり、友達のところに遊びに行ったり、塾に行ったりしたものである。

それらの相談は、場合によっては2時間、3時間に及ぶこともあったが、私の母とのやりとりの間になんとか方向性や解決の糸口を見いだし、最終的にはいくばくかの商品を購入して帰って行かれたものであった。

また、これは私の母の話ではないが、母よりも少し上の世代の薬剤師の武勇伝（？）のような、私が大好きな話がある。それは、消毒薬を買いに来た人にニンニクエキス製剤を売った話である。とある患者さんが「消毒薬ちょうだい」と薬局に来たそうだ。「どうしたの？」と聞くと膝に擦り傷があってすりむいたからその消毒薬が欲しいのだと。あらあら、とその消毒薬とカットバンを売り、その場で一緒にその封をあけて処置をして一件落着、と思いきやそうではない。そこでキラークエスチョンが登場するのである。「ところで、なんで転んだかわかる？」と。

いや、家の畳のへりの段差につまずいて……という話になると、「そうでしょう？　それは、体力がなくなってきてて、なかなか自分が思ったほどには足が上がってないのよ」という解説、すなわちなぜけがをしたのか、という謎解きをするのである。「そういえば、最近よく転ぶかも……」というあたりから、主導権(?!)は薬剤師に移行し、最終的にはニンニクエキスを買って帰るという話である。

これは、詐欺の話でも押し売りの話でもない。患者さんが欲しかったのは、表面上は消毒薬だったかもしれないが、「最近、よく転んで困る」という不安に対する根本的な解決策だったのではないだろうか。日本三大商人の一つの近江商人には「三方よし」という言葉がある。「商い」は、買い方よし、売り方よし、世間よしというものでなくては長続きしないというものであるが、それを地で行ったような話である。「薬剤師1・0」が商人だというのは、そういった意味の褒め言葉であり、このスキルや知識が「薬局1・0」では求められてきたのではないかと思う。

薬剤師2・0

それが、調剤薬局という「薬局2・0」になると激変する。まさに、パラダイムシフトが起こったのである。医薬分業という制度の目標がどこにあったのかは別として、「薬局2・0」においては、患者さんが求めるのは「解決策」ではなく「薬」になってしまったのではないだろうか。これを述べる上で、医療業界全体の変化にも少し触れておきたい。医薬分業が進展してきたこの40年ほどで何が変わったかといえば、医療機関への「かかりやすさ」ではないだろうか。1961年（昭和36年）に国民皆保険制度が完成し、保険証1枚あれば安価に安心して医療機関が受けられるという金銭的なサポートはあったにせよ、医師数や医療機関数が絶対的に少なかったこともあり、この国ではやはり医師にかかるのは大変なことであり、それなりの状態でないと……という感覚があったのではないかと思う。

しかし、高度成長期を経て「一県一医大」と言われたように医師の数が増え、人口の増加に対応するように医療機関の数も増えるなどして、国民皆保険制度を支える医療提供体制が整備されてきた。また、自治体病院は行政サービスの一環として、夜間や休日の応需体制を強化したため、国民は年間を通して、精神的にも金銭的にも気軽に医療機関を受診できるようになってきた。

例えば、先ほどの逸話のように、自宅で転倒した患者さんがいたとしよう。生まれてこの方医師に気軽にかかれていた世代にとって、自己負担の面からも薬局に行かずに医療機関に行くことは自然な流れかもしれない。医療機関では、しばし待ち時間はあるものの、医師が診察、消毒し、看護師が包帯を巻いて処置完了となる。医療機関で会計を済ませ、処方箋を受け取って薬局に立ち寄るときには、化膿止めと痛み止めとを早く受け取って帰りたい、という気持ちになっているのは当然と言えるだろう。そのような期待に応えるべく、きちんと問診と処方監査を済ませ、正確・迅速に調剤して、わかりやすい服薬指導とともに患者さんにお薬を渡すことに専念するのが、薬剤師2・0だと言えば言い過ぎだろうか。

ここで必要な知識やスキルは、薬剤師1・0で必要なそれらとは、共通点を見いだすことが困難なほど大きく異なる。それは業務そのものが薬局1・0と2・0とで異なるので当然といえば当然のことである。

薬局1・0では、患者さんはお客様であり、商品を買いに来るのではなく、中の薬剤師に相談に乗ってもらって自らの持つ問題点を、潜在化しているものも含めて解決してもらいに来る。日常の様々な仕事を変更してまでも薬局に来るに至った大きな問題点を解決するためには、それなりの時間や手間、暇、さらにはお金をかけることは当然であるし、もし、自分が予想した以上の成果が得られれば、中にいる薬剤師を頼りにするだろうし、自然な流れとして、自分のみならず、家族や親戚、果ては友人にも口コミをするであろうことは想像に難くない。

一方、薬局2・0では、患者さんは患者さんであり、問題の大半は既に処方箋を発行してもらった医療機関で解決している。薬局で欲しいのは、その問題を解決するツールとして欠かせない薬であり、そこでのコミュニケーションや安心感などにはほとんど期待も欲求もないのではないだろうか。短くない時間を医療機関で過ごしてきた者にとって、薬局での時間は、基本的に短くして自らの日常生活サイクルに戻りたいと願うのは自然であり、いち早く、そして可能であればできるだけ安価に薬を受け取って帰りたいというテンションで薬剤師の前に現れている方が大半を占めているのかもしれない。こういう場所で求められる薬剤師2・0の職能は、やはり、間違わないことと速いことに尽きる。例えば、先ほどのベテラン薬剤師1・0のように「なんでこけたかわかるか?」と薬局2・0で聞こうものなら、一悶着あってもよさそうな怖さがあるのが、今の薬局2・0の現実ではないだろうか?

万が一、そんなことがあれば、薬局2・0の店長や社長はすぐにクレームを言った客に謝罪をし、当の薬剤師に「もう、そんなことは言わないように」と指導をするのかもしれない。

かといって、薬剤師1・0に悪気があるわけでもなければ、薬局2・0の店長や経営者に悪気があるわけではない。ましてや、そこにきて思わぬ一言にクレームをつけた患者さんも悪くない。すべての原因はイメージと業務・職務のミスマッチによる摩擦なのだ。

薬剤師3・0

このように考えると、私が10年ほど前から頻繁に経験してきた様々なトラブルや社内外からのクレームは、2・0と3・0のミスマッチによるということが理解しやすいのではないだろうか。

そもそも薬局3・0においては、現在の薬局2・0の延長上にそのビジョンを据えているわけではない。すなわち、医療機関との距離をもっと近くして、患者さんの利便性を向上させるために、医療機関と薬局との間のフェンスを撤廃し、電子処方箋への移行や徹底的な機械化、はてはドローンも駆使した充実した配達制度を進めていこうと考えているわけではない。

超高齢社会に突入したわが国で、急増する医療ニーズに、急増しない医療人が、医療費の適正化という課題をクリアしつつ対応するには「地域包括ケア」という概念を具現化することが求められ、そのために必要な薬局や薬剤師のあり方を逆算的に考えたのが「薬局3・0」であり「薬剤師3・0」という概念である。

ちなみに、この「逆算的に考えること」は極めて重要である。そもそも、今の「薬局2・0」「薬剤師2・0」ができあがったのも、1974年（昭和49年）にわが国が「医薬分業」へ移行することを法的のみならず診療報酬上・調剤報酬上でも明らかにしたことがきっかけである。このときにはまだまだ「薬局1・0」が一般的だった業界で、その知識や技術や経営スタイルも全く異なる「薬局2・0」が生まれたのは、当時の薬局経営者らが「医薬分業」というあるべき姿から逆算的に考えたことが大きかったのではないだろうか。この逆算的なアプローチがなければ、業界全体の革命やパラダイムシフトは起こりづらい。

翻って「薬局3・0」とは、処方箋を持った患者さんが来るのを「待つ」薬局ではなく、医師や薬剤師のもとに行けない患者さんのところへ自ら「出る」薬局である。これまで同様、正確さや早さも重要ではあるが、それだけでは先の「地域包括ケア」を実現することはできない。

ではどうあるべきか。明確な答えを私が持っているわけではもちろんない。薬局が1・0から2・0へとシフトしたときと同様、私を含めて、全ての医療職、さらには医療を受ける国民が全体となって作り上げ醸成していくものだと思うが、「地域包括ケア」という概念化を逆算し探り当てていく上でも重要なことは、「答えは現場にある」ということである。

現場からかけ離れたところで議論をしていても、形式的な結論は出るかもしれないが、それが多くの人々を巻き込むトルネードのようになるかというと甚だ疑問である。やはり、現場に実際に身を置いてそこで起こっている有形無形の事象を体感し、「不備」「不満」「不足」「不安」などがどういうものかを実感することがそもそもの出発点ではないかと思う。

本章で述べてきたように、今の「薬局2・0」や「薬剤師2・0」のあり方は、40年前とは大きく異なり様々な「不○」が山積している。機械化やＩＣＴ化が猛烈に進むわが国で、薬剤師が医薬品に関する「モノ」と「情報」をかき集めて渡すという仕事の価値は相対的に低下していっている。薬剤師のあり方が従来通りであることは、多剤併用や薬剤性有害事象という問題に直面している国民にとっても、その教育課程が6年制にもなった薬剤師にとっても、さらには医療費の適正化を目指す国にとっても好まざる状況である。言葉を換えれば、このままいくと「三方よし」の状態からもどんどん遠ざかっていくばかりである。

現場に出かけ、来たるべき姿から逆算し、新しい薬局のあり方や、そこでの薬剤師のあり方、すなわち「薬剤師3・0」を作り上げていくことが重要な時代は既に到来しているのである。

2章

薬剤師3・0が備えるべきスキル

どんな分野のことでもそうだが1つ1つのことを詳しく知る前に、大きな流れやトレンドをつかんでいただくことは極めて重要であると考えている。そこで、前章では、薬局や薬剤師がどのようなものになっていくべきかについて、温故知新ではないが、今までの来し方を振り返り、あるべき姿を逆算しつつ解説した。

どんなサービスや概念にもサイクルという寿命があり、薬局も薬剤師も、時代の流れとともに、1・0から2・0へと移行してきたし、これが今、2・0から3・0に移行を始めているのである。それでは、「薬剤師3・0」という新しい概念の薬剤師は何を考え、何をしていけば良いのだろうか。本章では、今までの経緯も踏まえた上で、薬剤師3・0が備えるべきスキルについて解説する。

1 在宅への参画が進まない3つの理由

まず、薬剤師にしても薬局にしても、次世代とか、本書で述べるように「3・0」になるためには、在宅医療への参画がテーマとして上がっているようにも感じることが多いが、実際はそうではない。そんなことをおまえが言うな、と言われそうだが、在宅医療との関わりを持ったり、深めたりすることは、結果であって目的ではないということを最初にきちんとご説明しておきたい。

というのは、ここを取り違えていると、薬剤師が変わるための第一歩を踏み出すことができないからである。現在、わが国の薬局は、その多くが「門前薬局」の形態をとっており、業務は時間的な差異はあるものの基本的に多忙である。その多忙な毎日の中で、在宅なんて考えられないというのが正直なところではないだろうか。その理由は大きくわけて3つある。

1 在宅の患者さんは自分の周りにはいない

まず、このいわば「在宅の患者さんがいない説」はなかなか根強い。患者さんがいない、すなわち、ニーズがない以上、どんなにやりたくてもできないというものであり、業界の状況や動向がどうあろうと自分自身はどうしようもない環境にいるという風に結論づけてしまうケースである。この理由は、薬局薬剤師の毎日の業務を俯瞰してみるとわかりやすい。

そもそも、薬剤師が応需する処方箋のほとんどは隣接した医療機関から、（そして、そのほとんどは個人開業医であるため）1名の医師によって発行されたものである。この医療機関が外来患者さんを診察することを目的としている以上、薬局に訪れる患者さんには在宅医療や薬剤師による在宅療養支援を必要とする患者さんはいないということである。

実際、医師からは「居宅療養管理指導」の指示は全く出てこないし、患者さんは比較的若くて、それなりに元気、というか、ＡＤＬ（Activity of Daily Living：日常生活動作）や認知機能が維持されていて、見るからに在宅医療の対象となる方ではないと感じられることがほとんどである。

しかし、これはある意味では当たり前のことだと私は感じている。というのも、「薬局２・０」という形態は極めてクローズド、すなわち閉鎖的であり、且つかなり特化した特殊な状況であるからである。

そもそも、患者さんが求める医療ニーズは多彩である。外科、内科、耳鼻科、眼科……などなど、診療科はその代表的なものであるし、性別、年齢、既往歴によってもそのニーズは大きく異なる。医師が開業する場合には、やはりそれまでの専門性を活かして特色ある診療を展開することで地域の方々に認知していただき、受診していただくようにするのが医療機関の経営戦略の根幹でもある。

マーケティングの基本でもあるが、「どなたでもお越しください」というのではダメで、「こういう人にこそお越しいただきたい」という内容を明確にするのが、供給がある程度の水準を超えて充足し始めたときに重要になることである。第二次世界大戦後、奇跡の成長と発展を遂げてきたわが国では、医療も当初は供給不足だったはずであるが、診療所やクリニックは10万施設を超え、とくに都市部では林立しているともいえる状況になってくるなかで、医療機関はかなり特色を持たせた運営を行っているはずである。その「門前薬局」として位置した薬局には、基本的にその医療機関が対象とする患者さんしか処方箋を持ってお越しにならないという状況になる。そこには、自ら医療機関まで歩いて、医師の診察を受け、薬を飲むことができる方ばかりがいらっしゃるので、いわゆる在宅の患者さんがいないと感じるのは当然かもしれない。

2 外来調剤の患者さんをおざなりにはできない

これはお世辞ではなく、外来調剤という仕事は本当にハードだと思う。処方箋をお持ちになった患者さん(=お客様)をできるだけお待たせせず、迅速・正確に調剤して、正しいお薬を知識とともに持って帰っていただくというのは、創意工夫と不断の努力がいる仕事である。このことは、2001年に実家の薬局の運営を見る機会があり、その当時いた薬剤師たちと話したり、業務を実際に見たりしたときに持った率直な感想である。

実家の薬局の店頭で、何気なく患者さんと薬剤師のやりとりを聞いていたときに一番驚いたのは、患者さんの薬剤師への対応というかスタンスである。私が診察室で経験してきたような患者さんの医師への対応は、やはり、ある程度遠慮があるというか、丁寧というか、大人しいような感じがあって、これは、今も変わらない。もちろん、そうでない方もいらっしゃるが、大多数は敬語や丁寧語でお話しされるし、こちらの言うことも、ある程度真摯に聞いていただける感覚がある。しかし、薬局では、言葉使いや、ちょっとした仕草、態度も、よく言えば、肩の力が抜けその患者さんらしさが出ている、悪く言えば、ぞんざいというか、敬意が感じられないといった印象があった。

医療機関でも、決してさぼっているわけではないのだが、緊急の事態が発生したり、患者さんの診察や結果説明に予想外の時間がかかってしまうなどして、予約の時間通りに診察が始められないこともあり、患者さんをお待たせしてクレームが発生することは当然ある。しかし、大部分の方はある程度大人しく待ってくださるのである。「3時間待ち、3分診療」という言葉もあるが、これはある意味、達観というか、それぐらい待って、ちょっとしか診てもらえない、そんなものですよ、という気持ちのなかで受け入れられているのかもしれない。もちろん、これがいいこととは思わないが、患者さんの大多数が、医師の多忙にはご理解があるように感じられ、心ではどう思っていても、一応はそのそぶりも見せず、たとえ1時間以上お待たせした場合でも、診察の始めに謝罪すると「いえいえ。結構ですよ、お忙しいんですね」と口ではおっしゃっていただけることが多かったように思う。

しかし、実家の薬局では、全く様相が異なっていたことに驚いた。基本的に、患者さんはなんとなくよそよそしいかぞんざいなのであった。お店の隅に座って見ていると、処方箋を渡すところから、なんとなく「ぽいっ」という渡し方だったり、説明は上の空であったり、質問がため口であったり……。医療機関での患者さんの姿に馴れている身にとっては、少なからずカルチャーショックであった。

そして何より、患者さんが急いでいるのである。お店に入った時から、そわそわ、イライラ、という方が決して少なくないのは、その時も今も変わらない。時計を見たり、体をゆすったり、ちらちら調剤室の方に目をやったりのぞき込んだりと、ここで過ごす時間はできるだけ短くしたい、早く次に行きたいという感じが満ちあふれていることにも衝撃を受けた。実際、「遅い！」というクレームはしばしばあり、場合によっては「処方箋を返してくれ、別のところに行くから！」ということになってしまう事例もないわけではなかった。もちろん、これには、薬局・薬剤師サイドの不手際もあったわけだが、そんなにけんか腰に捨て台詞のようなことまで言われてしまう環境のプレッシャーとは、大変なものであろうことは容易に想像できた。

さらに、驚いたのは、調剤過誤やミスに対する厳しさである。職種を問わず、医療過誤は大きなテーマである。とくに1999年の横浜市立大学医学部附属病院で起こった患者取り違え事件以後、医療現場ではリスクマネジメントの概念が取り入れられるようになり、「ハインリッヒの法則」「人はミスをするもの」「システムの改変が肝要」といった現在では当然のようになっている知識や考え方が導入されるようになった。

実家の薬局での活動が少しずつ増えていた2002年頃に、私どもの薬局でも大きな調剤過誤が立て続けに起こった。超ベテランの薬剤師さんであったが、疲労もあったのか、ビタミン剤と糖尿病薬を間違えて調剤した結果低血糖を来してしまったり、若手薬剤師が小児の抗痙攣薬の倍量計算を間違えたため、その患児に2年ほど起こっていなかった痙攣が起こってしまったことがあった。これは、大変な事例となり、私も当時、患者さんやご家族への対応、そして対策の立案へと真正面から取り組んだのだが、その際、前に述べたように医師や看護師の過誤と、薬剤師の過誤には決定的な差があることを痛感した。

誤解を招きやすいと思うので繰り返し言うが、医療過誤は絶対にゼロにしなくてはならない。人間はミスをする生き物であることを前提に、ミスが起こらないシステム構築が重要だということは十二分に理解した上で、あえて言うと医師や看護師が起こしてしまう過誤には、ストーリーがあるのに、薬剤師の過誤にはそれがないということである。ストーリーがあれば、いわば同情というか理解できる部分が少しは残る場合もがあるが、それがなければ、ミスがミスとして残るのみで、弁解の余地が全くないのである。

例えば、先ほどの患者取り違え事件であっても、最初は驚愕するのみであるが、徐々にその全容が明らかになってくるなかで、1名の看護師が同時に2名の患者さんを病棟から手術場に運ばなくてはならないというシステムや勤務態勢に問題があるのではないかといったことを論じる場面も出てくる。しかし、Aという薬剤を名称や外観が似ているとはいえBという薬剤と間違えて交付してしまったという事例には、「背景に薬剤師の過労や経験不足があるかもしれない」という話にはほとんどならず、「どうして、正しく交付しなかったのだ」という話にしかならないのである。的確な例えではないかもしれないが、一旦ミスが発覚したらそれで終わりという、「瀬戸際の土俵感」で業務に取り組むことが求められることは、薬局特有の大きなストレスであると思うのだ。

とにもかくにも、外来調剤の患者さんはお待たせしてはいけないし、ミスはしてはいけないという大きなプレッシャーのなかで毎日懸命に業務に取り組んでいると、それ以外のことを考える余裕ははっきり言ってない。高齢化がどんなに進んだとしても、「門前薬局」の「計数調剤」に真摯に取り組むことは大切なことではあるが、次になすべきことを見失ってしまう恐れもある。

3 経営的な観点からも外来調剤を優先せざるを得ない

さらに、問題をやっかいにしているのが、経営的な問題である。拙著『薬局マネジメント3・0』（評言社）でも触れているが、外来処方箋1枚あたりの売上と粗利はかなり良い。調剤報酬改定によって多少のぶれはあるが、それでも、2週間処方の場合に1枚あたり8000円の売上で3000円近くの粗利があがる。「門前薬局」の場合には、繁忙期には患者さんが待合室に何名もお待ちになる状況になる。制度上、「薬局において、調剤に従事する薬剤師の員数が一日平均取扱処方せん数（前年における総取扱処方せん数（前年において取り扱った眼科、耳鼻いんこう科及び歯科の処方せんの数にそれぞれ三分の二を乗じた数とその他の診療科の処方せんの数との合計数をいう。）を四十で除して得た数（その数が一に満たないときは一とし、その数に一に満たない端数が生じたときは、その端数は一とする。）以上であること。」（昭和39年2月3日厚生省令第3号）と定められており、保険薬局では1日の処方箋40枚あたり1名の保険薬剤師を配置することになっている。もし、このギリギリまで薬剤師が調剤に専念できたとすると、1日あたりの売上は30万円を超え、粗利は12万円を超えるというのが外来調剤の経営的なインパクトである。

これに比べて、在宅患者さんへの取り組みを始めると、売上と粗利は驚くほど低い。例えば、在宅患者さんからの処方箋を応需したとしよう。細かい計算は異なるが、処方箋1枚あたりの売上や粗利はそれほど変わらず、追加して算定できるのは、高齢者で介護保険が使用できる場合には「居宅療養管理指導」、そうでない場合には「在宅患者訪問薬剤管理指導」が算定できる。個人宅にお住まいの場合と、有料老人ホームにいらっしゃる場合では事情が異なるが、高くて650点（個人宅での在宅患者訪問薬剤管理指導）、低ければ352単位（有料老人ホーム等での居宅療養管理指導）である。麻薬の使用があれば100点（単位）の加算があったりするが、訪問回数にも制限もあって、なかなか数千円のオーダーを脱しない。

また交通手段の確保もバカにならない。1人2人の患者さんに、自転車でお伺いするというのはあり得るが、少し距離がある（といっても制度上半径16㎞を超えられないが）有料老人ホーム等に訪問するとなると、やはり自動車が必要となる。自動車の費用のみならず、ガソリン代、駐車場代も必要だし、保険料も必要になる。交通費は、「患家の負担とする」と明記はされているものの、心情的にも現実的にもお願いしづらいし、1回あたり数百円をいただいたところで、ペイするまでの金額にまで積み重なるとは考えづらい。

さらに、要介護高齢者に対する居宅療養管理指導の場合には、重要事項説明書を用いた事前の契約が必要で、そのほかにも薬学的管理指導計画書を作成したり、訪問後に報告書を作成して医師やケアマネージャーに交付したりと様々な付随作業も生じる。何より、24時間の電話対応が必要になり、専用の携帯電話の準備とそれらを持ち回りで持つオンコール体制の整備が欠かせない。

いわゆる調剤以外の様々な在宅活動に関する人件費や経費は、すべて、先ほどの数千円の居宅療養管理指導なり在宅患者訪問薬剤管理指導や、いくばくかは請求が可能な交通費なりに含まれているだろうというのが、制度上の立て付けであるが、ちょっと頭の中で計算してみるとなかなかそれではペイしづらい印象が極めて強い。

それらのことを考えれば、契約もいらず、配達もいらず、薬歴以外の記録もいらず、ましてや、24時間対応とはいっても、在宅と異なってそこまでの意識が患者さん側にもない「薬局2・0」の業務は、極めてシンプルで、高単価・高収益性のビジネスであることが浮き彫りになる。

もちろん、薬局の経営者はお金のためだけに仕事をしているわけではないが、きちんと収益を上げて採算が合うようにしなければ、社員に給与も払えず、会社も成り立たず、その地域できちんとしたサービスを提供し続けることはできない。よって、地域の薬局が在宅医療への関心を高く持つことは容易ではないという一面もあるのが実態ではないだろうか。

2 できない理由を華麗に説明することの危うさ

以上の3つの理由はいずれももっともであり、その通りだと思う。しかし、人間はやりたくないこと、できそうもないことについて、あれやこれやと理由をつけて自分を納得させることは極めて上手なのではないだろうか。ダイエットをする、毎日ちょっとした運動をするといった極めて個人的なことであっても、「仕事をあんなにがんばったんだから……」とか「明日に備えて体力を温存しておかないと……」など、もっともな理由をつけて「だから、しなくていい」という結論に導くことにかけてのスキルは結構高いのが人間だと、自分自身を振り返っても思う。

「薬剤師が変わらなくてはならない」「在宅医療への参画を深めていくべきだ」と考えたとしても、「今の忙しさでは……」「経営のことを考えると……」といったように自分の頭の中で反論して「とりあえず、今のままで行けばいいか」という結論に到達してしまうことはそれほど難しいことではない。しかし、「できない理由を華麗に説明すること」に悦に入っていると現状を変えることなどできない。現実を直視して、ときには、ちょっと離れた観点から現状やトレンドを俯瞰して、冷静に状況を判断し、思い切った決断を下していくことが必要なこともあるのではないか。

　先ほどの3つの理由は、主には薬学教育6年制へ移行する前後からの10数年の社会情勢の変化のなかで、少なからず危うくなっているのではないだろうか？　先ほどの1つ1つの事柄に対して、私なりの意見をまとめてみた。

できない理由を上手に考えてしまうのが
人間の特性である

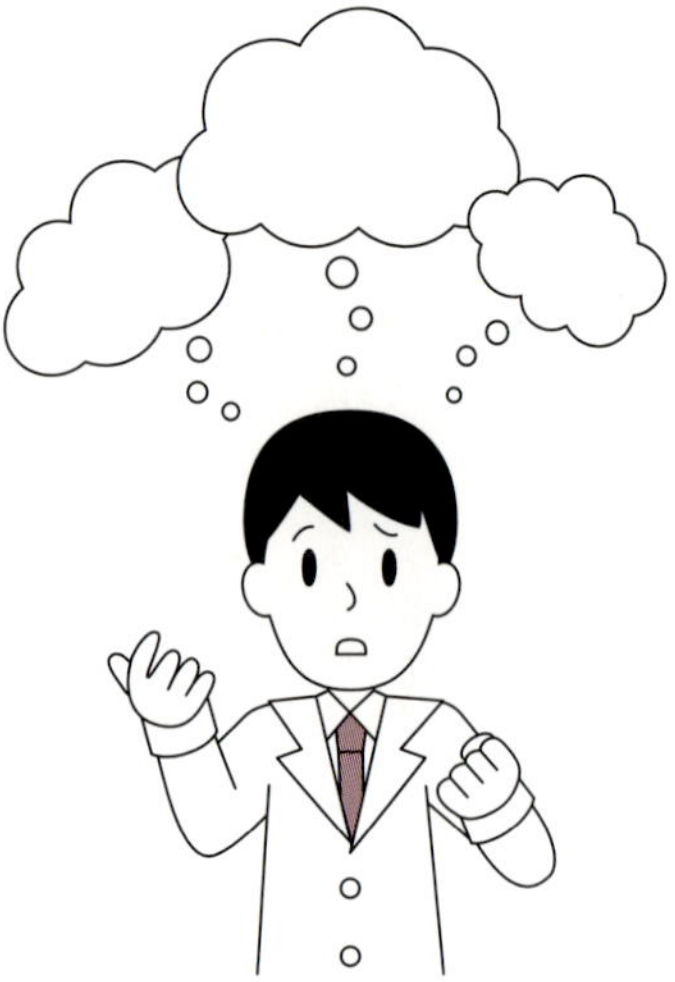

1 本当に在宅患者はいないのか

在宅患者がいない、というが、本当にそうなのであろうか。薬局の店頭に来ていないだけで、自分の薬局の周りには、たくさんの在宅患者が存在しているのではないだろうか。そもそも、マクロで考えてみれば、1947年（昭和22年）から1949年（昭和24年）に生まれた「団塊の世代」が2015年（平成27年）には65歳を超えて「前期高齢者」となり、さらに、2025年（平成37年）には75歳を超えて「後期高齢者」になるのである。現在の60代、70代の方々は、私が子どもの頃と異なり、活発で元気でおしゃれで若々しくなっていると感じるが、やはり、寄る年波には勝てないというか、様々な病気や不具合が出てくるのは致し方ない。これは、私を含めて誰もが経験することであるが、認知機能や身体機能が低下していくのは、ある程度の差はあっても生命体としては避けられないことであり、今後はこういう方の比率や絶対数は飛躍的に高くなることが想定される。

また、今までは、ある程度の医療や介護が必要になると病院に入院することができた。「老人病院」という表現もあったし、そのような病院で療養し死を迎えるというのが一般的だと考えられてきたのではないだろうか。病院に入院している以上、その調剤や服薬指導は病院内の薬剤師できちんと行われるであろうから、薬局・薬剤師の出番はなかった。しかし、医療費の

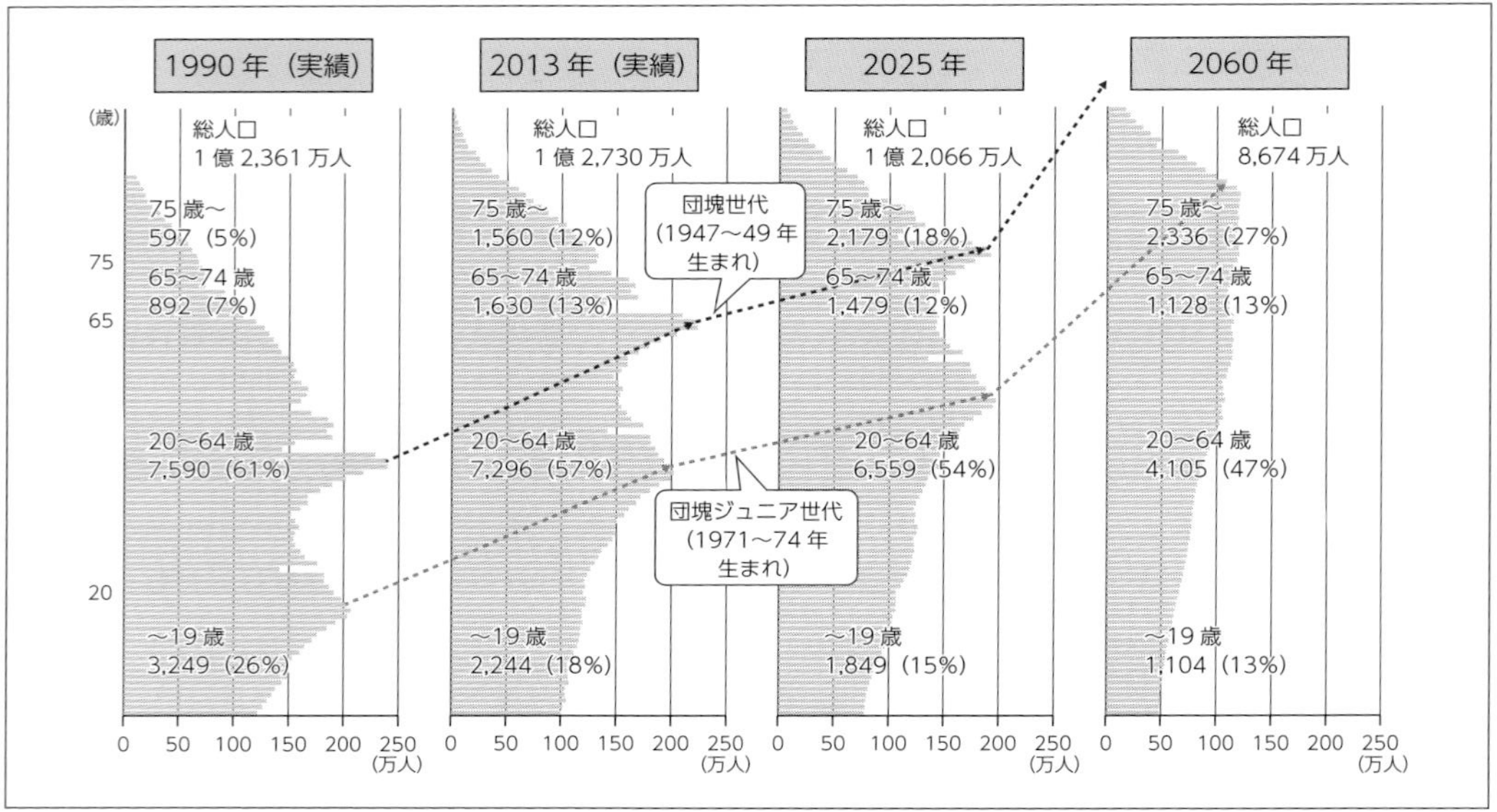

図2　日本の人口ピラミッドの変化

総務省「国勢調査」及び「人口推計」、国立社会保障・人口問題研究所「日本の将来推計人口（平成24年1月推計）：出生中位・死亡中位推計」（各年10月1日現在人口）

適正化の観点からも、「在宅死比率」を高めようと「医療機関から在宅・介護施設へ」とシフトしている現在、医療機関以外の場所で医療を必要とする要介護高齢者が増えるということは容易に想定できる。高齢者の医療のほとんどは薬物治療であり、認知機能や身体機能が低下した場合には、なんらかの専門家のサポートが必要だろう。

最近、古い建物が取り壊されてマンションが建ったのかと思ったら有料老人ホームやサービス付き高齢者専用賃貸住宅などの介護施設だったという経験はないだろうか。新聞などで時に見かける土地活用の広告も、そういった内容のものが多い。求人の折り込みチラシを見てみると、訪問看護や訪問介護、高齢者食の配達など、医療・介護から生活全般に至るまでのいろいろな訪問サービスのスタッフを募集していることにも気づく。

そういった患者さんのほとんどは、訪問診療時、あるいは家族やヘルパーの付き添いで医療機関に訪れて医師の診察を受けた後、薬を処方されている。医薬分業が進展した今、理論上は、その約7割は院外処方箋を発行されているはずである。

院外処方箋は、当然のことながら、保険薬局に持ち込まれないと薬を受け取ることができないが、医師に訪問診療に来てもらったり、家族やヘルパーの付き添いがなければ医療機関に受診することが困難な人は、どうやって保険薬局から薬を受け取るのであろうか。

医師に1人でかかることができない人は、薬局にも1人でかかることはできず、そのような患者さんが今後急速に増加するということに気づけば、現在の「門前薬局」のあり方と在宅医療ニーズとのミスマッチが見えてくるだろうし、次へのアクションのきっかけに気づくことができるではないだろうか。

2 外来調剤のあり方は変わっていないか

医療機関に隣接して薬局を出店し、医療機関を受診した患者さんがそのまま自然に薬局に入店しやすいようなルートを作る。受け取った処方箋の内容を監査し、疑義があればきちんと処方元の医師に照会してそれを解消し、迅速・正確に調剤した後、わかりやすい服薬指導とともにお薬を交付。それら一連の記録を薬歴に記載する。この一連の動きを、ルーティンのように淡々とこなしていくことが、外来調剤の肝要のようにも見える。

古くから、調剤というのは極めて精密かつ専門的な知識や技術を要するものであったと思う。その昔、私の母がやっていた薬局の調剤室を臨むガラス窓には、「調剤室・試験室」という文字が掲げられていた。当時、試験室とはどういうものかと子供心に思っていたものだが、戦後すぐに偽薬が横行していたり、薬の品質管理に問題があったりしたときには、薬剤師が患者に薬を交付する前に、その薬の内容や状態に問題がないかをチェックすることは大切なことであり、その際には専門的な知識や技術が不可欠であったはずである。

また、薬の調整ということについても、かつては、技術的にも知識の面からも、薬剤師の独壇場であったはずである。例えば、散薬や水薬、軟膏の調剤は、極めて難しいものである。私自身、例えば0・3㎎という微少な量をきちんと量りとることは技術的にもできない。また、比重が異なる複数のものをどのように混ぜるべきかということが理解できなければ、散剤の調整は正しいものにはならないはずだが、そのような知識や技術は医師である私にはない。さらに軟膏やクリームを上手く混合して、50ｇの容器にきちんと量りとるということも、私には想像はできても、それが正しくできているかどうかは全く自信がない。これをきちんとするには、相応の知識や技術が必要で、それらは薬学教育の講義や実習のなかで学ぶ仕組みになっているはずである。

また、ＰＴＰ包装がメインになっている錠剤やカプセルも同様である。似た名称の薬や剤形・規格違いの薬を、監査が終了した処方箋の内容に則ってきちんとピッキングして揃えるというのは、それらを熟知した薬剤師にしかできなかったものであり、素人が手を出すと結果的には誤った内容の薬が交付されることになり、重篤な健康被害を及ぼす可能性がある。調剤というのは、患者、すなわち国民に健康被害が及ばないようにするため、薬剤師という国家資格者が、調剤室といういくつもの規定をクリアした場所でのみ行うようにしたものであり、これが、外来の調剤業務を主業務とする「調剤薬局」において、薬剤師が多忙を極めてきた一因なのではないだろうか。

ただ、時代は変わり、製造はもとより輸送段階においてもきちんと品質管理された薬剤が、堅牢なパッケージの中に詰められて出てくるようになった現在、逆に、吸湿性や遮光性に優れたパッケージを破って一包化した際の品質管理の必要性などは出てきているかもしれないが、そのような特殊な例を除けば、調剤した薬剤を薬剤師が介入してチェックする必要性は以前ほどではなくなっているのではないだろうか。

ご存じのように業務の機械化やICT化は目を見張るべきスピードで進んでいる。疑義照会も、リスク管理の観点から言えば、上流コントロールが鉄則なので、そう遠くない将来に患者情報がクラウド上で一元化されれば、医師が重複投与や相互作用が起こりうる処方をできないようにするか、少なくとも警告が表示されるようにするのは困難なことではなくなる。

また、散剤や水薬の調整、軟膏の混合、はては、薬剤のピッキングや一包化など、機械化の波は激しく「調剤業務」に押し寄せている。また、バーコードの発達により、人間がするよりも正確・迅速に、さらに全く疲れずに行うだけでなく、一連の行為について記録を残せるというメリットがある場合に、薬剤師が調剤という行為について、どこまでその専門性を発揮した行動を起こすべきかについて、一度立ち止まって考える必要があるのではないかと思う。

実際に、日本薬剤師会は2011年に発刊した「調剤指針（第13改訂）」の中で、調剤の概念というものを提唱したが、そこで、薬剤師が取り組む調剤というのは、患者ごとの個別最適化、そして、医薬品を交付した後の経過の観察と結果の確認、さらにはそれらに基づいて医師や看護師、患者やその家族に情報をフィードバックして薬物治療の適正化に努めることが重要だという見解を示している。

さらに、厚生労働省は2015年に発表した「患者のための薬局ビジョン」の中で、「対物から対人へ」をそのキーワードの1つとして掲げ、薬剤師業務における薬の調製の比率は今後徐々に減少していくと呈示している。

患者さんをお待たせせずに、正しい処方内容に準じて調剤した薬をきちんとお渡しするということの重要性は、今後も変わらない。薬剤師法第19条に示されている通り、「調剤」とは薬剤師が独占的に行う業務であるが、その中で薬剤師がどこまで直接的に関与して行うのかということについては、広い意味での科学技術の進歩を踏まえて考え直すべき時期がきているのではないだろうか。

これらに加えて、電子処方箋や様々な形態での薬のデリバリーの方法が広がっていくことも想定されている今、忙しくて外来患者さん以外のことに手を取られることは不可能だという考え方も、変えざるを得なくなってくるのではないだろうか。

3 調剤報酬の動向は変わっていないか

薬局を含めた医療においても、他のビジネスと同様に、儲かるかどうか、すなわち採算が取れるかどうかということは極めて重要である。採算が取れるということは、売上が支出よりも上回っているということである。「薬局2・0」においては、売上とはそのほとんどが薬代と調剤にかかる報酬であり、支出とは薬の原価と人件費や種々の固定費（家賃や光熱費等）である。

「薬局2・0」が急速に広がりを見せたのは、薬価差益（＝薬の売り上げ－薬の原価）がそれなりにあったことと、調剤行為についてきちんとした（場合によっては医薬分業推進にかかるインセンティブとも捉えることができる）評価（＝点数）がついてきたことも大きかったのではないだろうか。薬局という地域医療における重要なビジネスを永続的に発展させていくためには、調剤をいかに効率よく効果的に行うかということを考えることは大切である。

先ほどの機械化やＩＣＴ化が、この「効率的・効果的に」という観点からは極めて大きな貢献をしてきたこともあり、「薬局２・０」というビジネスモデルは優秀なものとなり、上場企業をいくつも輩出するようなところまで行ったという側面もあるだろう。

しかし、である。これは自由経済のビジネスモデルではない。売上は薬代と調剤にかかる報酬だと述べたが、薬価は公定価格であり調剤報酬も国が定めるものである。医療費の高騰が予想されていたとはいえ、現実問題としてはまだ余裕があった１９９０年代と、高齢化率が25％に達するようになった現在とでは、事情が異なる。薬価はどんどん引き下げられ、調剤報酬も2年に1度の改定のなかで、徐々に引き下げられてきた。その一方で、最大の経費である人件費の高騰も進んでいる。端的に言えば、「薬局２・０」というビジネスモデルではだんだん儲からなくなってきているのである。

これは、徐々に、ゆっくり進んでいて、あたかも「真綿で首を絞める」ような感じすらあるので、あまりはっきりとした実感がないかもしれないが、この10年あまりを俯瞰してみれば、「外来調剤」を粛々とこなすことによって得られる利益は確実に減少している。

高齢化が今後も進むことや、何より、先ほど述べたような「患者のための薬局ビジョン」の内容をあわせると、この状況が反転するとは考えられない。

もちろん、その一方で在宅療養支援にそこまでのコストがつくわけではないと思うが、少なくとも、少子化と高齢化が同時進行するわが国で、国民皆保険制度を堅持しながら、フリーアクセスも可能な限り保障しつつ、世界最高長寿を達成するという目標をクリアしていくためには、やはり、在宅医療へのシフトは必要で、それに応じたいくばくかのインセンティブは、医療保険・介護保険ともにしばらくは続くことが予想される。

こういった観点から考えても、「いろいろと周囲の状況は変わっていきそうではあるが、外来の患者さんに専念しておけば、とりあえずは安泰」という状況が続くとは考えづらいのである。

3 まずは『マインド』を変える

薬剤師が「2・0」から「3・0」に移行するときに必要なものは何か？　意外かもしれないが、スキルや技術を磨くのではなく、その前に薬剤師としてのマインドやイメージ、いうなれば概念を変えることではないかと思っている。

薬剤師のマインドとは何か。私は、多くの方が、薬剤師は薬の専門家だと漠然と思っているように感じる。薬の専門家とは何か。私は、「モノ」と「情報」の専門家ではないかと感じることが多い。「モノ」としては、先ほどの、0・3㎎を量りとることができる、薬を間違わずにピッキングすることができる、きちんとお手元にお届けすることができる、といったこと。「情報」としては、錠剤やカプセルを見た瞬間に、どういう薬で、どういう疾患に対して用いられ、その用量はどれぐらい、さらには、こういう副作用に注意すべき、といったことが、頭の中にぱっとひらめいて、流暢に説明できるといったことであろうか。

これらは、かつて、薬剤師でなければ安全に執り行うことができなかった大切なことである。ここができていないと、薬剤師としての立ち位置がゆらぐのでここは押さえておいて欲しい。しかし、それが薬剤師の仕事、役割の全てだとすると、薬剤師の世代移行ということは極めて難しくなる。この考え方、概念、マインドを変えなくては、薬剤師の行動は変わらず、その行動に伴ってもたらされる現実の変化も起こらない。

薬剤師のマインドを変える、ということについて、私が印象的に覚えている逸話を3つご紹介したい。

1 「将来何をするつもりなの?」と言われた薬学生

数年前から、いくつかの薬学部で授業を担当しているが、そのうちの1つでは、4年次の薬学生を担当している。その大学では半期の講義を担当するので、都合4ヶ月ほどは、毎週会うようになるのだが、数年前、ある女子学生が講義が終わった後に来て、ちょっと切ない話を聞かせてくれた。

彼女は、医療系の学生が集まるサークルに所属していた。そこで知り合ったある医学生に「将来、君たちは何をするつもりだ?」と聞かれたそうである。戸惑う彼女に、彼はこう言ったらしい。「薬の情報は、インターネットでわかる。薬の調剤は、機械がやっている。将来、何をするのだ?」と。そして、彼女が私に投げかけた質問がまた切なかったのである。

「私、その質問に答えられなかったんです。このまま、ここに居ていいのでしょうか?」と。彼女は4年生の後期だったので、3年あまりは大学薬学部で勉強してきたことになる。しかし、先ほどの質問に答えられなくて、はたと困ってしまったというのだ。

あなたなら、彼女になんとアドバイスをしてあげるだろうか。「機械化はそんなに進まない」「薬剤師不足は解消しないから大丈夫」と励ますだろうか。しかし、その環境が大きく変わりつつあることは、本書でも述べている通りである。

要は、薬剤師が「モノ」と「情報」の専門家であれば、機械化とICT化の波がその価値を相対的に引き下げているのである。今までの歴史や、他の分野での事例を見てみると、一旦始まった機械化やＩＣＴ化が、後退することはあり得ない。

一例として、駅員さんのことを考えてみたい。30年ぐらい前までは、切符売り場や改札口に駅員さんがたくさんいたものであるが、それが自動券売機になり、自動改札が導入され、今や、切符すらないのである。ＩＣカードが使える範囲は拡大の一途をたどっており、ピッとかざせば１円単位で金額は徴収され、乗り越しの際などの煩雑な手続きもなければ、交通費の精算も飛躍的に簡単になった。

結果、切符売り場や改札口にいる駅員さんは、劇的に減少しているではないか。では、駅員さんはどうしているのか。駅のホームで安全確保に努めていたり、構内でコンシェルジュとして乗客の様々な質問に的確に答えられるようなポジションについていたり、はたまた、駅内での様々なサービス提供に向けた活動を広げるようになっているのかもしれない。

切符を販売し、改札し、適正な料金を乗客から徴収するというのは、駅員さんの極めて重要な仕事だったはずである。しかし、自動券売機や改札機という機械化や、ＩＣカードの普及というＩＣＴ化の影響で、駅員さんのマインドは大きく変わったのではないだろうか。

「僕たちの仕事は、切符を正しく使ってもらうことではなく、乗客に安全、正確にA地点からB地点まで移動していただく環境を提供することだ」ということにマインドがシフトしたから、改札口から離れて、コンシェルジュの仕事をするということも自然な流れとして受け止められたのではないだろうか。

しかし、もし、「僕の仕事は切符を売ること、切ること、適正な運賃を徴収すること！」というマインドのままだと、機械化やＩＣＴ化の波をある意味では恐怖や不快感をもって眺めることになり、「改札口での乗客とのふれあいが……」「機械化のお金が出るぐらいなら給料を上げるべき……」といったことが口をついて出るようになっていたかもしれない。

これは、ひょっとして「対物から対人へ」というマインドのシフトが駅員さんのなかで起こったとも言えるのではないだろうか。「切符」という「モノ」を対象とした仕事から、「乗客」という「人」を対象とした仕事へというマインドの問題である。

翻って、薬局・薬剤師はどうだろうか？　「薬」という「モノ」を対象とした仕事から、「患者さん」という「人」を対象とした仕事へとシフトすると考えると、「患者のための薬局ビジョン」で示された「対物から対人へ」という話は腑に落ちるかもしれないし、見ようによっては自分の仕事が奪われるような気持ちにすらなりかねない機械化とＩＣＴ化の波に対しても、見方が大きく変わるのではないか。

先ほどの薬学生の悩みについては「そのことは最もだと思う。でも、薬剤師の本当の価値とか意味合いってどこにあるのか考えてみればいいのでは？」というのが、私なりのアドバイスであった。いうなれば、「対物から対人へ」というマインドのシフトともいえよう。

2 医師の行う外科処置

私の外来では外科処置をしばしば行う。仕事でけがをしたとか、転倒して受傷したなどの理由や、やけどや縫合処置をした後のガーゼ交換で訪れる方もいる。

そんなときに、私は、医師としてのスキルや技術を用いて消毒したり、縫合したり、ガーゼを交換したりするし、それらの状況に応じて、必要であれば消炎鎮痛剤や抗生物質を投与する。

その際には、いろいろなことが必要である。例えば、ご自宅で調理中に包丁で指を切ってしまった人が来るとしよう。診察室に入ってくると、僕と看護師とでその処置にあたる。処置台を出して、患者さんの創部を出し、診察や処置のための準備をするのは看護師の役割。私は、その傷の状態を見て、縫合処置が要りそうであればその旨を患者さんと看護師に伝える。

私は、清潔操作をすべく、看護師が差し出してくれた滅菌手袋をはめて、消毒や局所麻酔や縫合などを行う。その際には、滅菌された鑷子（せっし）や、ハサミ、針や糸が必要である。一連の処置が終わると、傷口にガーゼをあてるところまでは私がやるが、あと、その上に追加のガーゼをあてて、テープでとめたり場合によっては包帯を巻いたりということは看護師が行う。それらを看護師がてきぱきとやってくれている間に、私は、手袋を外し、カルテに創部の状態や行った処置内容、投薬内容を記載しながら、患者さんに今後の消毒や抜糸の予定について説明し、質問があれば、それに答えて終わる。

ただ、処置はこれで終わらない。鑷子やハサミなどの外科器具を洗浄して、再度、滅菌して次の処置に備えるところまでして、仕事のサイクルは一巡するのである。

お気づきだろうか。私が全部をしているわけではない。縫合処置としては、もちろん、医師が責任を持って行うわけであるが、専門性の高い仕事をする場合にも、全てに高い専門性が要求されているわけではない。アシストやサポートしてくれる人が周囲にいるなかで、自分にしかできない仕事を行い、最終的な責任は自分でとるのが専門職のあり方ではないだろうか。

かといって、どんなに手伝ってもらうとしても、「僕、包帯巻くから、君、縫って！」とは言わないのである。ここは自分がやるべき、と思う部分はきちんと責任を持ってやって、それ以外のところは、他の人の助けを借りるというのは、医療に限らずチームで仕事をする際には、極めて重要なことのはずである。

さらに、創傷の縫合処置をするには器具の洗浄や滅菌が必要だが、医師としてそれを行ったことは、一度もない。誰かが洗浄、滅菌してくれた器具を使って、医師は初めて清潔な操作のなかで縫合処置ができるのである。

もちろん、患者さんの応対も、滅菌手袋の準備も、テープでガーゼをとめることも、包帯を巻くことも、はたまた、使った器具を洗って滅菌の機械にセットすることも、医師がやって悪いことではない。たった一人でクリニックをしている場合には、そうしていることもあるだろう。

しかし、大げさなようだが、社会全体で考えると、医師という専門性の高い職種の持つ知識やスキルを有効に活用するためには、医師は医師にしかできない仕事に専念させるということが基本になる。また、診療報酬上、医師を動かせば高くなるのである。医療費適正化と急増する医療ニーズに現在の医療専門職で立ち向かっていくためにも、医師はできるだけ動かさずに、医療としてのアウトカムを担保することが必要である。

それでは、薬剤師はどうだろうか。「薬局2・0」の外来調剤においても、私は、薬剤師が全てをしすぎているような気がしている。先ほどの私の例であれば、「縫合処置にかかる仕事は、誰にも触らせない！」と言っているような感じであろうか。

医療における機械化は、問診や診察など直接的な部分ではまだまだ困難だと思うが、調剤の業界においては、この30年ぐらいで飛躍的に進んでいる。業務のなかで、「本当に薬剤師が手と頭を使って行うべきところはどこか」を考えつつ、「薬剤師でしかできないことは何か」を考えていかなくてはならない。

このことは、本書の後半でも別に触れるが、薬剤師の本質的業務とは一体何であるのかというマインドを薬剤師自身が変えることを考えておかなくてはならない。

3 薬剤師を目指した理由が原動力に

自分が、今の道を選んだ理由を折に触れて考えておくことは大切だと思う。特に、高校を卒業して大学に進学すれば、その時点で、将来の専門性がある程度定まるというのが、現在の日本の医療系教育である。高校3年生の冬に、いきなり「医療に進もう！」と思うケースは稀で、医療系の場合には、早ければ小学生の頃から、遅くとも高校生になる頃には、そういった方面の仕事をしたい、そのためには資格がいる……といったことで、医療系の学部を目指すことが多い。

となると、その進学の理由としては、「親がそうだから」「何となく」といったこともないわけではないが、やはり、自分の内側から出る何かがないと、それなりに厳しい受験勉強をくぐり抜けて医療系学部に進むことは難しいのではないかと思う。

薬学部の場合にも、当然、そういった傾向はある。私も、自らが担当していた薬学生にアンケートをとったことがある。中には、「手に職をつけたい」「給料良さそう」「親のすすめで」といった、ある意味ではほほえましいものもあったが、多くは、自らや家族、親戚などの疾病での体験をもとに、純粋に「患者さんの役に立ちたい」というものであった。また、薬剤師さんに多々お目にもかかるが、そのときに、「薬剤師を目指した理由は何ですか?」と聞くと、皆さん、その心に秘めた熱い思いを聞かせてくださることが多い。

かくいう私も、医者になるべく医学部を目指したのは、もちろん、経済的に豊かになりたいとか、かっこよさそうといった理由がなかったわけではないが、やはり、病気や体のことで悩んでいる人の役に立ちたいと思ったことが根幹にあったからだと思う。逆にここが自分自身の中でしっくりいっていないと、付随する理由や両親や周囲が勧めたというだけでは、医療系への思いが継続するとは思えないのである。つまり、比較的若いときに将来を決めるということは、その動機はそれほど複雑なものではなく、普通に表現すれば単純、よく言えば純粋なものであることが多いと思うのだ。

そういった観点から、現在の「薬局2・0」の業務を見直してみるといかがだろうか。薬剤師が本当にやりたかった仕事、目指してきた何かがその中にあるのだろうか。繰り返し言うが、迅速・正確に調剤するということは極めて重要である。保険請求を適正に行うための要件をきちんと満たすということも大切である。お金がなければ生きていけない、ということも、十二分に承知している。しかし、今の業務は、本当に薬剤師にとってやりたかったこと、目指してきたことだろうか。

この根源的な問いは、極めて大切である。自分が人生において何をやりたいか。これは人それぞれであるが、それぞれの人が、自分の心の中の根っこの部分にタッチすることは、その人の業務や職種に対するマインドを劇的に変えるための大きな原動力になると思う。

薬剤師のあり方は変わらなくてはいけないし、変えたいと思うが、いろいろな事情を考えるとなかなかそうはいかない、と二の足を踏んでしまうようなときには、業界全体を俯瞰し、専門的に取り組むべきことは何かをよく考え、自分がこの職業を目指した根本的な部分を考えることで、自らのマインドを変えるとともに、「できない言い訳を華麗にする」ことから決別できるのではないだろうか。

4 薬剤師3・0に求められるもの

薬局が1・0から2・0、そして3・0へと変わっていくにつれて、そこで働く薬剤師のあり方や求められる知識や技能も当然変わっていくはずである。商売上手であることも大切だった薬剤師1・0は、医師の処方に基づいてロボットのように迅速・正確に動くことが求められる薬剤師2・0に変わり、今、超高齢社会の地域医療を支える医療専門職としての薬剤師3・0へと変わっていくことは、必然の流れである。

また、現状の薬局2・0のビジネスモデルの持つ破壊力を考えると、在宅医療やセルフメディケーションへの参画など、なかなか、現実味がないように思える。しかし、そういった社会情勢も大きく変わりつつあることを考えれば、10年、15年後の地域医療における薬局・薬剤師のあり方は、医療の観点からも、医療経済・医業経営の観点からも、そして、薬剤師のキャリアプランの観点からも現在とは大きく異なったものになることは想像に難くない。

では、その薬剤師3・0には何が求められるのだろうか。私自身が考える薬剤師3・0が持つべき要素は、「謎解き力」があることである。バイタルサインがとれることや、フィジカルアセスメントができることはツールであって目的ではない。同様に、在宅医療への参画は絶対的な必要条件ではなく、「謎解き力」を駆使していった結果、そのような状況で活動をするようになるということである。では、薬剤師3・0が持つべき「謎解き力」とは何なのか、私の考えを3つの観点からご説明したい。

1 薬ではなく人を見ることで「謎を解く」

薬剤師が「謎を解く」というと、薬の謎を解くのか、と思われるかもしれないが、実態はそうではない。薬剤師の仕事は、薬を見分けたり、解説したり、正確に渡したりするところにその本質があるわけではない。もちろん、このことは重要ではあるが、本書でも再三述べている通り、機械化とICT化によってこれらの仕事にかかる薬剤師の専門性や優位性は低下してきているし、今後も、高まることは考えづらい。厳しいことを言うようであるが、薬のことをいかに詳しく説明でき、正確に量りとることができたとしても、これからはロボットやインターネット、さらには、近未来的には人工知能が人間と同等か、場合によってはそれ以上のスピードと質とでやってのける時代になるのだと思う。

しかし、薬剤師はそもそも「薬」というモノの専門家なのではなく、薬の強みを活かして

「患者を良くする」という医療の専門家のはずである。このことは、言うなれば「対物から対人へ」という言葉の意味とも重なる。問題は、患者の状態がなぜそんなふうになっているのかという「謎を解く」ことが重要なのである。しかもその患者は通りすがりの患者ではなく、その薬剤師が自らの目で処方監査をし、頭で疑義がないかも確認し、手で準備した薬を、口で説明して渡した、極めてつながりの強い患者である。

その患者の状態が、良い場合も、そうでない場合も、処方に基づいてお渡しした薬の内容と整合性を持って説明できることが、重要なのである。

2 継続的に経過を診ることで「謎を解く」

継続的に、と言われると戸惑う薬剤師もいるかもしれない。ただ、この観点は、不思議と薬局2・0で活躍できている薬剤師には欠けていることが多いので、触れておきたい。

薬剤師向けの講習会や勉強会の中には、「こういう事例を見てどう思いますか？」というような設問が出されるものがある。いわゆる処方解析だけでなく、漢方薬であっても、OTC医薬品であっても、ある事例が呈示されてその患者さんはどういうことになっているのか、ということを考えてみようというものである。

薬剤師は真面目で勉強熱心だと言われることが多いが、確かにその通りだと思う。こういった勉強会でも、薬剤師は真剣に考え頭をひねって答えを導き出す。処方解析であれば、「この患者さんはこういう方で、医師の処方意図はこういうものではないか」という答えになるし、漢方薬やOTC医薬品であれば、「この患者さんの状態であれば、こういうことが起こっていると思うので、〇〇という薬をお勧めしたい」という答えになる。

これらのことに対して、講師が「正解！」と伝えると、ほっとしたようなうれしいような顔になるし、「あぁ、残念！」となると、本当に残念そうな表情で、その後の講師の解説を聞き、熱心にメモをとるのである。

これはこれで間違っていない。しかし、薬剤師の仕事が、潜在的に「対物」になっていることの表れではないかと思っている。もし、薬剤師が薬というモノを渡したいのであれば、講師の最後の言葉は「正解！」とか「残念！」といったものになる。しかし、薬剤師が患者の状態を良くするという「対人」の仕事をやりたいというのであれば、医師の処方に基づく医療用医薬品でも、患者の訴えを聞いて薬剤師が選ぶ一般用医薬品（漢方薬を含む）でも、「その薬を使用して、そもそもの症状は良くなったのか？」ということを聞くことが欠かせないことに気がつく。

要は、薬は飲んだ後が勝負なのである。薬剤師の仕事が薬を渡すことでなく、病気を良くすることであるということが腑に落ちたのであれば、薬剤師が「謎を解く」ためには、薬を飲んだ後の患者の状態を診る必要があることにも、自然と気がつくのではないだろうか。

処方箋に基づいた薬をお渡しして、患者との関係が終わるわけではない。むしろ、そこから薬剤師と患者の関係は始まるわけで、その後の経過を診たときに、良くなっている理由、悪くなってしまった理由の「謎を解く」ことができるのではないだろうか。患者を継続的に診る重要性に是非気づいていただきたい。

3 薬学的な専門性を活かして「謎を解く」

モノから人へと業務の重心がシフトし、薬をお渡しした後も継続的に患者を診ることができたとしても、その「謎を解く」際の根拠が、医師や看護師と同様のものであれば、そのアドバイスも医師や看護師などとダブってしまう。医師は医学に、看護師は看護学に基づいたアドバイスを行うが、それは患者の状態を見て自分の専門性に照らし合わせてそれぞれの見地から「謎を解く」ことを行った結果ではないだろうか。

ただ、現在の薬剤師が、「もっと臨床的な仕事を」ということになった場合、どうしても病

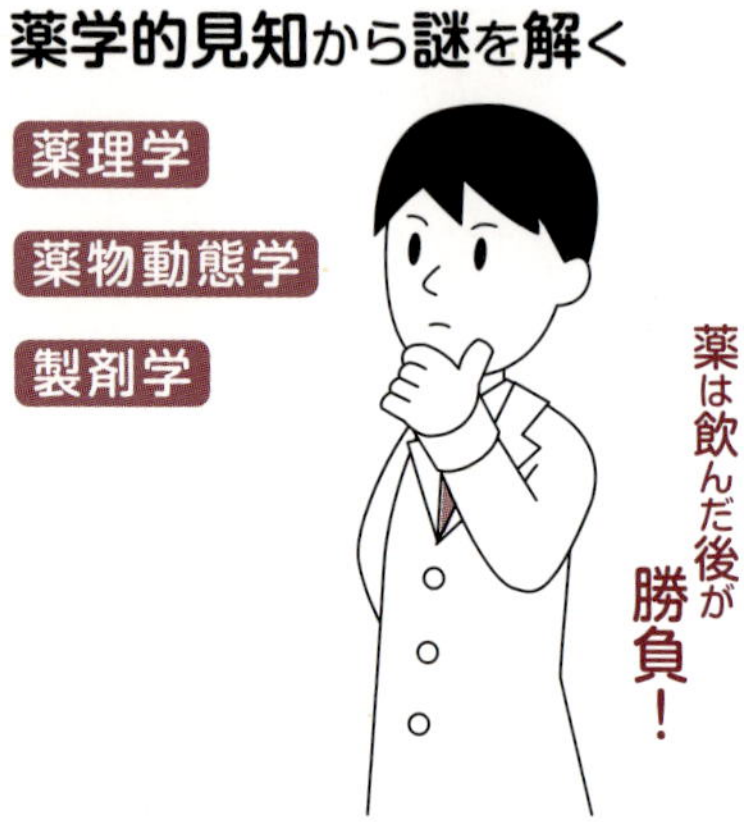
薬学的見知から謎を解く
薬理学
薬物動態学
製剤学
薬は飲んだ後が勝負！

気の症状や治療法の観点や、患者の生活のケアの観点からアプローチをしようとすることが多いように感じられる。もちろん、これらの知識を薬剤師が持っておくことも必要なことであるが、そのアドバイスを充実させても「薬剤師ならでは！」ということを呈示することは、理論的にも難しい。

薬剤師は、自らが持つ薬学的専門性を活かして、薬剤師でなければ不可能な知識や技術をもって「謎を解く」ことが可能なはずである。それが可能になれば、薬剤師が医療チームのなかでどういう立ち位置を占めるべきかがわかるはずである。

すなわち、「薬剤師3・0」というものがあるとするならば、それは、患者に麻薬や抗がん剤、輸液を含めてあらゆる薬を正しく調製して、的確に説明してお渡しできることや、血圧や脈拍を採取できたり、聴診で聞き分けたりできることや、はたまた、患者さんが療養するご自宅や介護施設にお伺いして、薬の配達や整理をてきぱきと行うというものではない。

薬を渡すまでが仕事ではなく、「薬は飲んだ後が勝負」と心得て、モノから人へとフォーカスを移して、渡した後もその患者さんの状態をフォローアップし、体調が良くなったり、症状が和らいだりしたときには、その理由を薬学的専門性を持って説明し、次回の処方内容、すなわち薬物治療の内容につなげることが仕事だと、マインドをシフトさせることが求められるというのが私の考えである。

5 薬剤師の言葉を医師が聞かないわけ

ところで、現在の日常業務の中で、薬剤師の言うことを医師はどれぐらい聞き入れているだろうか。薬剤師の意見を医師に伝える場面の代表は「疑義照会」であるが、その実施率はどのくらいだと考えられるだろうか。

いくつかの統計があるが、日本薬剤師会がまとめた「平成22年度薬剤服用歴の活用、疑義照会実態調査」の統計では、薬剤師による疑義照会が行われたのが全体の3・15％であり、その

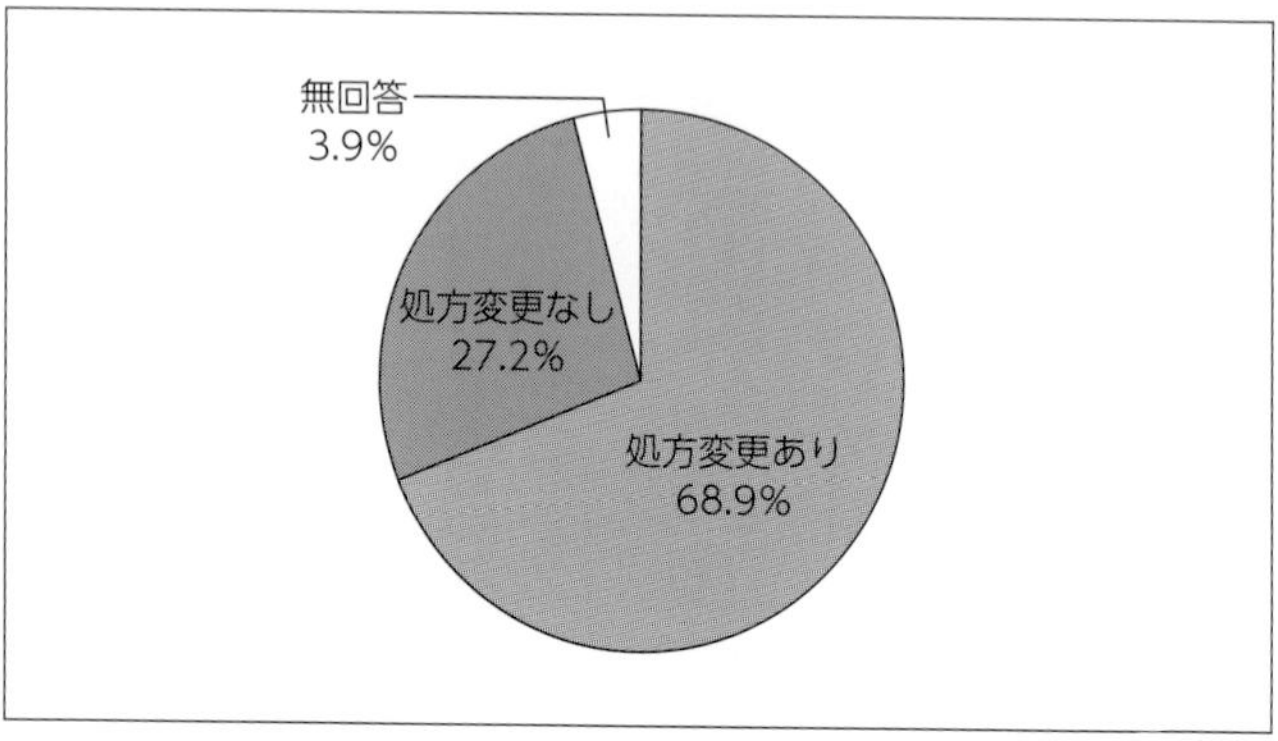

図3　疑義照会の結果

日本薬剤師会「平成22年度薬剤服用歴の活用、疑義照会実態調査」

うち実際に処方が変更されたのが68・9%であった(図3)。この数値が高いのか低いのかの判断は人によって異なるだろうが、100枚の処方箋に対して薬剤師が疑義を持ったのが3枚程度。それらを医師に問い合わせて、薬剤師の疑義が正しく、医師が処方を変更したのが2枚程度ということになる。この疑義がなければ、誤った形で患者のもとに薬は渡っていたわけで、これがたとえ1例でもあるということは臨床的に大きな意味を持つ。しかし、医薬分業という制度が拡大した結果、7・9兆円の医療費が費やされ、そのうち薬剤費以外の約2兆円(薬価差益を含む)を税金・保険料・一部負担金といった公的なお金でまかなうようになった今、その費用対効果はどうか、と言われると少し悩ましくなる。

　現在8億枚の処方箋が発行されているが、その約

2％、すなわち1600万枚が薬剤師の介入によって患者に誤った薬が交付されずに済んだのであるが、1枚あたりで割ってみると12万5千円の費用がかかっていることになる。もちろん、薬剤師の介入によるメリットは、正しい調製とか詳しい説明とか、待ち時間の短縮などもあるが、機械化やICT化によってその価値が相対的に低下するなかで、医薬分業の意義について問い直すという機運が時に高まるのも理解できないわけでもない。

しかし、なぜ薬剤師の言うことがこんなに聞き入れられないのか？　そして、そもそも、なぜ薬剤師は医師にそんなにものを言わないのだろうか？　私は、以下の3つの理由によるのではないかと考えている。

1 間違っていても「責任は医師にある」との考え

薬局2・0の忙しい業務のなかで、薬剤師が必死で処方監査をし、隠れた問題点に気がつくというのは、患者にとって極めて意味の大きいことであるし、医師にとっても助かることこの上ない。医師としては、処方を発行する前に、用法・用量、日数などの形式的なミスがないかはもとより、最近であればお薬手帳も駆使して重複投与が起こらないようにはしているし、残薬のことを尋ねるようになった医師も少しずつ増えているとは思う。ただ、薬局同様に多忙を極めることがある診察室では、確認が十二分に行えない瞬間がないとは言えない。そもそも人間はミスをする生き物であるので、システムとして薬剤師による処方監査とそれに基づく疑義照会を入れ込んでおくというのは賢明な判断である。実際、疑義照会をしたときに医師からほっとした声で「ありがとう！　助かった！」と言われた経験のある薬剤師は少なくないはずである。

しかし、医師の処方不備や処方ミスの比率が2％という数字が高いのか低いのかはわからないが、実感としては疑義照会そのものの3・15％という比率はもう少しあっても良いような気もする。これは、薬剤師が見分けられないというのではなく、「こんなに処方箋が溜まっているのに、これ1枚にそんなに時間を費やせないし……」とか、「疑義照会をしてこれ以上患者さんをお待たせすると……」とか、はたまた、「もう処方医は帰ってしまっただろうし……」といったことが頭の中にうずまくことも関係しているのではないかと想像してしまう。

そして、これらの根底には、「医師が良いと言ってるんだし……」ということがあり、最終的には何かがあったとしても、その責任（!?）は医師にいくという妙な感覚があるのかもしれない。

また、医師にとっては、忙しいなかで疑義照会をされて、済んだ話を蒸し返されるわけである。想像していただけると思うが、薬剤師が疑義照会をする頃というのは、その患者の診察を終えて2～3人後の患者を診察している最中のことが多い。診察というのは、服薬指導と同様、それを行っているときに他の患者の話をされると混乱するし、目の前の患者に対しては危ないのである。

さらに、もともとは、医師が医師なりに考えてチェックしてから発行した処方箋であり、何より最終的な責任は自分でとると思っている。薬剤師が行った疑義照会に対して「もう、いろいろ言わずに出しといてくれ！」と口走ってしまう事情があることにもご理解いただきたい。いずれにしても、この「最終責任は医師にある」という感覚は、医師にとっても、薬剤師にとっても、疑義照会を受けにくく、生じにくい環境を作っているような気がする。しかし、時代は変わった、というより法律が変わったことは、医師にも薬剤師にもほとんど知られていない。

それが、薬剤師法第25条の2である。これは医師法第23条と比較すると考えやすい（表1）。医師にはそもそも指導義務というのが存在する。これは、診療や保健指導を行った際に、その後のことについても継続的に様子を見ながら健康な生活が送れるようになるために注意を払いなさいというものである。いうなれば、診察室で「あなたは、○○病。よってこの薬を飲みなさい。以上！」というものではなく、次回の診察も含めて、継続的に患者との関係を継続する

表1　薬剤師法第25条の2と医師法第23条

薬剤師法
第二五条の2　薬剤師は、調剤した薬剤の適正な使用のため、販売又は授与の目的で調剤したときは、患者又は現にその看護に当たっている者に対し、必要な情報を提供し、及び必要な薬学的知見に基づく指導を行わなければならない。

医師法
第二十三条　医師は、診療をしたときは、本人又はその保護者に対し、療養の方法その他保健の向上に必要な事項の指導をしなければならない。

ようにしなさい、といった意味合いである。
この「指導義務」は薬剤師には今まで明記されたものがなかった。しかし、2013年（平成25年）12月の薬剤師法改正で追加されたのである。これは、薬剤師の仕事が、薬局店頭で「あなたの薬は、これ。薬の内容や飲み方、注意事項は、今、申し上げた通り。以上！」といったもので終わるというものではなくなったということであり、医師と同様に、その後も「指導義務」のもと、継続的に患者の状態をフォローし、薬学的知見に基づいて安心・安全な薬物治療が行われるように必要に応じた介入を行うべき存在になったということである。
つまり、間違った処方内容で患者に健康被害が出た場合には、その責任の全てではないが、少なくともその一端を薬剤師が担う時代がすでに到来しているのである。本章でも述べてきたように、やはり、「薬は飲んだ後が勝負」であって、薬に関して、「モノ」と「情報」の専門家を超えた薬剤師の役割が出てきていることを考えると、薬剤師から医師への情報提供の重要性は改めて脚光を浴びてきていると言えよう。

2 「薬局2・0」が機能的・経済的に自立できていない

まず、薬学生から薬局実習で経験した話を聞いて、びっくりしたことがあるのでご紹介したい。薬局実習に入ってしばらくして、処方監査の時点で疑義照会をしようと思ったそうである。そこで、指導薬剤師に了解をとろうとすると、「疑義照会はやめておきましょう」と言われたそうだ。驚く薬学生に「もし、隣の先生の機嫌を損ねたら……」とおっしゃったそうだが、薬学生はそれでも学校で習った通り疑義照会をした方がと粘ったらしい。すると、その指導薬剤師に「もし、このことがきっかけで院内調剤に戻ったらどうするの!?」と告げられたそうだ。確かに、万が一にもそんなことが起きてしまうと、実習に来た薬学生としてはどうしようもないから、結局そのままスルーしたそうだが、そのときに、慰めるでもなくその指導薬剤師は「まぁ、何かあっても私たちに責任はこないんだから……」とおっしゃったそうである。

自分が目指すべき職業が、学校で重要だと学んだ疑義照会ができない仕組みになっているばかりか、そもそもそこでがんばる意味はないのではないか、と思えるような出来事に、がっかりすると同時に悲しくなったというのが、その薬学生のコメントであった。

　また、私が薬局に関わりだした頃、お盆休みのシーズンになると、薬局の薬剤師からよく連絡が来たものである。「隣の先生が、○日から○日までお盆休みになるので、私たちも休んでいいですよね」「いやいや、ちょっと待ってほしい。隣のクリニックが閉まっていても、国公立病院はカレンダーどおりお盆でも開いているよ」「そこの患者さんが来る可能性はある。また、クリニックが閉まっているから困り果てて、胃の痛みやちょっとした打撲で来る人がいるかもしれない。医療機関が閉まっているときにこそ、薬局は開いていなくちゃいけないのでは？」と説明をすると、最初は鳩が豆鉄砲を食らったような表情を見せた。

　その上で、「そんな患者さんはいない」「うちの患者さんはほとんど隣の先生の方です」「OTCなんて売れていない」「来るか来ないかわからない患者さんのために、お店を開けておくなんて、もったいないです！」「人件費も、水道代も、電気代も、もったいないですよ！」と一気にいろいろな言葉が出てきた。「でも、やっぱり、開けようよ。患者さんのために、開けてあげようよ」と言っても、まぁ、通用するわけもなく……。

　念のために申し上げると、この薬剤師たちに悪気があったとは思わない。先ほどの指導薬剤師が言ったように、もし、万が一にも「学生風情が、俺の処方にケチつける気か⁉」となって、「分業なんか、止めてやる！」となったとしたら（ならないと思うが）、その薬局の経営は極めて厳しくなってしまうのも、事実である。また、隣の医療機関が閉まっているときに、その横で薬局を開けていたとしても、おそらくお客さんはほとんど来ず、数百円の目薬が売れたとしても、到底、人件費を含めた諸経費がペイできないので、薬剤師たちの判断は、妥当かつ賢明なものであったと思う。

同様の話は枚挙に暇がないほどあるが、ここで問題であるのは、それぞれの場面で登場する個々の薬剤師の考え方や態度ではなく、そういうふうになっている仕組みそのものであると感じてきた。すなわち、経済的効果や患者の利便性を追求して作り上げられてきた「薬局2・0」というビジネスモデルは、結果的に、経済的・機能的に自立した存在ではなくなってしまったのである。

3 薬剤師からの情報はニュースではない!?

医師が薬剤師の言うことを聞く場面に限らず、誰かが誰かの話を聞くかどうかは、その内容に新しいものが含まれているかどうかが大きなポイントであることは容易に想像できる。すなわち、知っていることを、今さらながらいろいろ言われても、途中から「あぁ、その話ね」と興味が薄れてしまうことは誰にでもある。

逆に「えっ!? もうちょっと詳しく聞かせて！」となるのは、その話の内容に自分が知らないことが含まれているときではないだろうか。薬剤師が医師に何かを言う場合でも、その情報に新しさがなければ、聞き入れられづらいのは当然とも言える。

現在の薬局2・0の疑義照会でも、医師が積極的に聞き入れるのは、新しい情報、すなわち「ニュース」である。医師が知らなかったこと、想定していなかったことなど、何らかの新しい情報がもたらされるならば、医師は、薬剤師に限らず、その人の話を聞くはずだ。逆に言えば、今の疑義照会では、薬剤師の言うことにさしたる目新しさがないことが少なくない（というよりも、大半がそう!?）のではないか。

「緑内障の患者さんに、このお薬は……」「知ってる。でも、今まで何度か飲んでもらっているけど、大丈夫なんだよね。」とか、「この用量、ちょっと多いのではないかと……」「知ってる。ただ、日数がちょっと足りなくて、そのような形で出してあるから、ご心配なく。」といった具合である。

もちろん、禁忌薬は避けなくてはならないし、処方日数制限があるからといって倍量投与のような過誤が起こりやすい状況が許されるわけでもない。やるべきことをきちんと行うためには、薬剤師の疑義照会は行わなくてはならないが、あまりにも形式的なものが続くと、診療のリズムが狂ってしまうこともあり、結果的には患者さんにとって良い結果を生まないこともあるので、なるべくなら、受けたくないという雰囲気になるのかもしれない。

一方、医師が知らなかったアレルギー歴や重複投与、薬剤師の問診によって初めて明らかになった残薬の存在や、医師になじみがない薬の投与量の間違いなど、スムーズに疑義照会が受け入れられた経験も、薬剤師は皆あると思うが、それらは、よく考えてみると、医師にとっては「ニュース」であったのではないだろうか?

「新しい情報がなければ、注意を向けて聞くことは少ない」という私たちの誰もが経験のあることを思えば、現在の疑義照会の持つ課題が浮き彫りになってくるのかもしれない。

6 医師に薬剤師の言うことが伝わるためのポイント

先に挙げた3つの理由の順番は、実は逆である。薬剤師の言うことが医師に伝わらないのは、その内容にニュースが(ほとんど)ないことがやはり大きく、あまりにもそれが続くと、とどめの一言で「分業、やめるよ」と言ってやろうかという気持ちにもなる。さらに、それを薬剤師が容認してしまうのは、「どうせ、最終責任は医師がとるし、自分には関係ないのかもね」と諦めて投げ出してしまうことにあると、厳しいようであるが、私は考えている。

この状況を変えることは容易ではない。とくに、2番目の「経済的・機能的自立」というのは、薬局2・0においては、かなり困難なテーマである。

しかし、残り2つは、よく考えてみると薬剤師が変わることで可能なことである。そして、まず手をつけるべきは、最後の「責任は医師にあるのだから」と思うことをやめることである。

本章でも述べてきたが、薬剤師法第25条の2が新設されたことによって、薬剤師は薬を出した後の指導義務を負うことになった。疑義照会というのは、いつも思うのだが、患者が歩み出していく方向に落とし穴が待っているような状況に気がついたときに、「先生、このままいくと、危険ですよ！」ということを医師に伝えて、患者が穴に陥ることを予防しようというものではないだろうか。

「いいよ、そのまま出しておいて！」ということを医師が言ったとすると、患者はその落とし穴に向かって歩き始めるということである。それをフォローせずに放置してしまうということは、「せっかく言ってあげたのに……。ま、穴にはまっても、私には関係ないわ」と思っているんですね、と言われても仕方がないということになってしまう。しかし、薬剤師の仕事は「対物から対人」へとシフトしてきた、つまり、薬を渡すという仕事から、病気を治す・症状を軽くするという仕事になったはずである。そういった意味では、治療効果が不十分であったり、副作用が発現したりするということをできるだけ避けながら、患者の症状や病状を改善させ、より良い状態に向かって進むようにサポートする専門職が薬剤師なのではないだろうか。そして、このことは、「調剤、医薬品の供給、その他薬事衛生」を司ることによって「国民の健康な生活を確保する」ということが目的だとする薬剤師法第1条にも合致する考え方であろう。

つまり、処方が最適ではないことによって起こった不具合に対して、「指導義務」という観点からは、薬剤師も医師とほぼ同等の責任を持つことになったのである。

患者さんが疾病の治癒、また高齢者では人生の終わりというゴールに向かって走るランナーだとすれば、ランナーと並走するコーチのような仕事をすることが薬剤師を含めた医療人のスタンスであると思う。そうなると、自分が調剤した患者の状態について継続してフォローし、薬学的見地から「謎を解く」ことをした上で、次なる一手を医療チーム内で提案し、それらの結果についても業務に応じた責任を負う立場になったことも実感できるのではないだろうか。

この自分が調剤した患者の経過を診るというスタンスが手に入れば、実は、医師に対する「ニュース」を薬剤師が提供できるようになる。そのポイントは2つある。

1　時間を変えること

現在の疑義照会は、外来の患者さんが診察後に処方箋をお持ちになった直後に行われることが多い。だとすると、医師は全てを診て、決断した処方の内容に対して、薬剤師に意見をされるということになる。つまり、「先生、先ほどの処方箋についてですが……」といった具合である。医師も暇なことは少なく、次々に患者を診ていくなかで、せっかく終わった話が蒸し返されるのであるから、そもそも事はスムーズに運びづらい。

ただ、薬剤師の仕事は薬を渡す「対物」ではなく、患者の状態を良くする「対人」の仕事であることを踏まえ、薬剤師が気づいた落とし穴に落ちないように、その後の状態をフォローアップしてみると、あることに気がつく。

それは、「急に穴には落ちない」ということである。つまり、薬剤の副作用や有害事象は、ある日突然出るものも中にはあるが、大半は、ゆっくりと出てくるものであり、その前駆的な症状が予め見られることが多い。継続して患者の状態を見てみると、その予兆に気がつくことができるので、その際に、医師にもう一度連絡するのである。「先生が先週診察された患者さん、本日お目にかかったのですが……」といった具合である。医師は、明確に「対人業務」をやっているので、先週診た患者の今日の状態は知りたいのである。それも、かなりの興味を持って知りたいのである。というのは、自分が下した診断や行った投薬が果たして正しかったかどうかは、患者の状態が何よりも雄弁に物語っているからである。当初の症状が劇的に改善し、自分が下した決断が正しいなら正しいで純粋にうれしいが、万が一、状態が良くなっていなかったり、悪化していたりする場合には、早急に次の一手を打たなくてはならない。だから、必ずといっていい確率で薬剤師の言うこと聞く。これで、まず蓋が開くのである。ここが開かないと、どんなに良いことを思いついていても、医師に伝わらない。聞く耳をもたない、けんもほろろという状態である。

2 薬学で語ること

そしてもう1つのポイントは、医学や看護学で語らないことである。いくら薬剤師が生涯研修の中で、臨床医学のことや診療ガイドラインのこと、さらには、看護ケアのことを勉強したとしても、その中で得た知識は医師や看護師のそれを凌駕するとは考えづらい。患者の状態を理解し、今後の方針を立てていく上で、医学や看護学で話しても、それは医師にとってはニュースとならない。なぜなら、もともと自分が専門としている知識であったり、看護師から伝え聞いているような内容であったりするからである。

薬剤師法第25条の2が示しているのは、患者の状態を継続してフォローし、必要に応じて薬学的知見を踏まえた指導を行う、すなわち患者の服用後の状態を薬剤師自身がチェックし、その患者について薬剤師だからこそ可能な理論で「謎を解く」ことだと思う。例えば、患者にとっての様々な症状を、新たな病気の出現だと医師や看護師、患者やその家族は思う。しかし、薬剤師は、自らが調剤した薬剤の副作用によりそのような症状が起こり得るということを知っていることがある。「薬学で語る」と私が言っているのは、この薬剤師ならではの見解を医師に伝えるということである。

また、吐き気という症状を訴えられれば、医師は吐き気を来す疾患について、解剖学・生理学、病理学・病態学といった医学的専門知識を駆使して、診察や検査によって得られた所見をあわせて病名を確定する。これが、医師が「謎を解く」ときのやり方である。しかし、薬剤師は、「この薬を飲んでいるのだから、吐き気が出るのは当然じゃないか」と思っていることがあるのである。

薬剤師と話をしていると、ときどき、「こんなことは、ドクターはとっくにご存じのことかと思っていました」ということがあるが、安心してほしい。例外はあるが、薬剤によって主作用以外の作用にどんなものがあるのかをしっかりフォローできている医師はほとんどいない。

理由は簡単で、医師はその養成課程でそういった知識を系統的に学んでいないからである。是非、自信を持って、薬学的見地から、患者の状態の「謎を解く」ことに集中し、それらの結果を医師に伝えてほしい。そうすれば、それは、ほとんど全ての医師にとって、聞いたことがないこと、すなわち新しい情報（ニュース）を得ることになる。

ここで述べてきたように、「ニュース」には2つの特性がある。1つは時間、そして1つは内容である。つまり、時間的に新しいのは「調剤後の状態を見に行って自分で得た情報」、内容的には「薬学で読み解いた患者の状態」と言える。これら医師にとっての「ニュース」を伝えれば、医師は薬剤師の言うことを聞くように

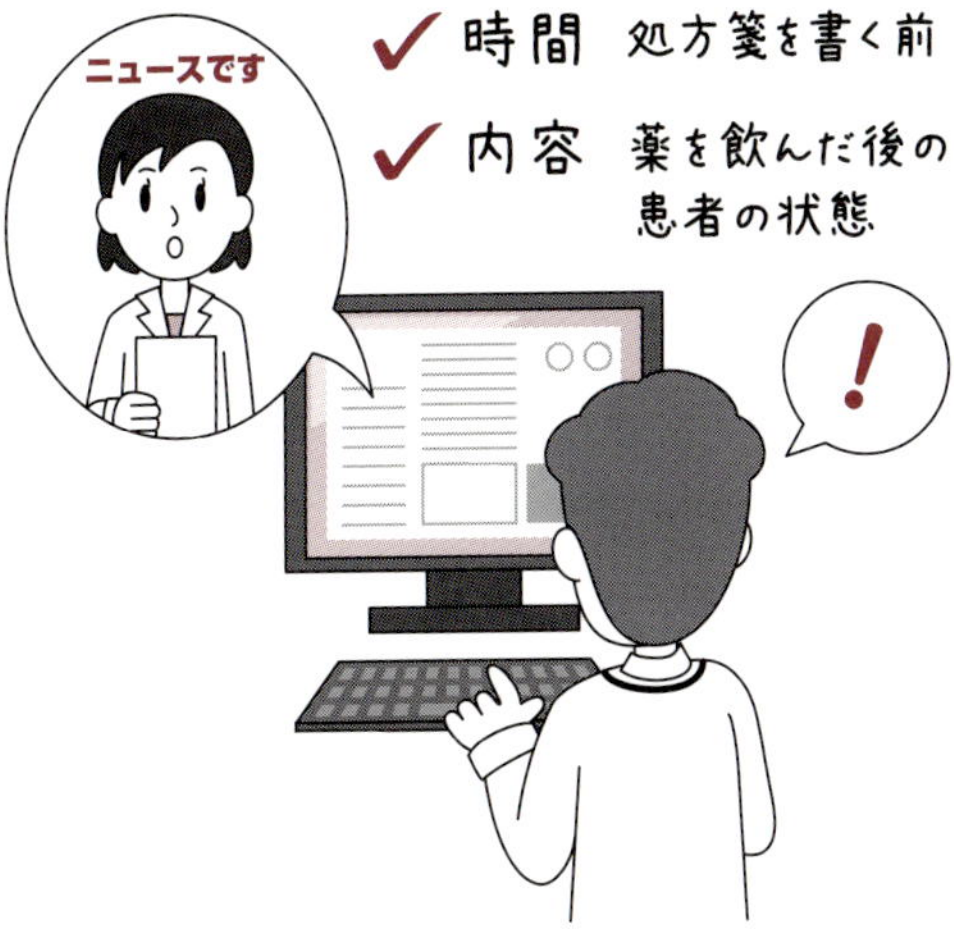
時間　処方箋を書く前
内容　薬を飲んだ後の患者の状態
ニュースです
!

なるし、そういった経験が積み重なれば、医師の薬剤師への見方は劇的に変わる。そして、「ニュース」を得るためにも、患者の状態をフォローし、調剤した薬を飲んだ後の結果についても責任をとる時代がきていることを心にとめておいていただきたい。

3章

2025年の地域包括ケアが目指す全体像

２０１３年に厚生労働省が「地域包括ケアシステム」という構想を明らかにした。多少は聞き慣れたこの仕組みがどういうものであるのか、薬局２・０で目の前の患者さんに没頭していては考えることはできない。しかし、薬局が世代移行し、それに伴って薬剤師も次世代型へ移行するのだということを真に理解するためには、この概念を理解しておく必要がある。逆に言えば、わが国が「地域包括ケアシステム」を構築すべく動いていくのだということが実感できれば、薬局や薬剤師の進むべき方向も見えてくるはずである。

また、本書では薬局や薬剤師のこれからを考えるときに、積み上げ型ではなく逆算型で考えた方が良いということも申し上げているが、この逆算のもとになる答えの部分が「地域包括ケア」という概念である。

そこで、本章では、「地域包括ケア」について、その成り立ちや意義を私なりに解説するとともに、その来たるべき像を実現するために、薬局や薬剤師はどのような役割を果たしていくべきなのか、ということをお示ししたい。

1 「地域包括ケア」という新しい考え方

日本語には時にわかったようなわからないような気持ちになる用語があるが、「地域包括ケア」もその1つなのかもしれない。言葉だけを見ると、「地域全体を、みんなが協力・協調しながら、困っている人を助ける」というような気持ちになる。高齢者だけでなく、最近の子育て世代の問題や、いろいろなハンディキャップを持った方たちの自立支援など、成熟された社会にふさわしい、多世代が共生できる多彩な価値観が併存するようなビジョンとしては、「地域包括ケア」という概念は、あるべき姿として好ましいように私は感じるが、これはもちろん私個人の考えで、いろいろな人がそれぞれの立場や経験からいろいろな事を考えられるだろう。

もちろん、正解としては(?)、厚生労働省のホームページにその概念が明記されている。当然のことながら理路整然とわかりやすく書かれているので、是非一度ご覧いただきたいのだが、その要点は以下の通りである。

1 高齢化への対応に迫られている

高齢化が進んでいるというのは、少なからず聞き飽きた感があるかもしれないが、今や大変なスピードで進んでいる。人口に占める高齢者(65歳以上)の割合を高齢化率と呼ぶが、7%に達すると高齢化社会、14%で高齢社会、そして21%で超高齢社会と呼ぶのだそうだ。日本は

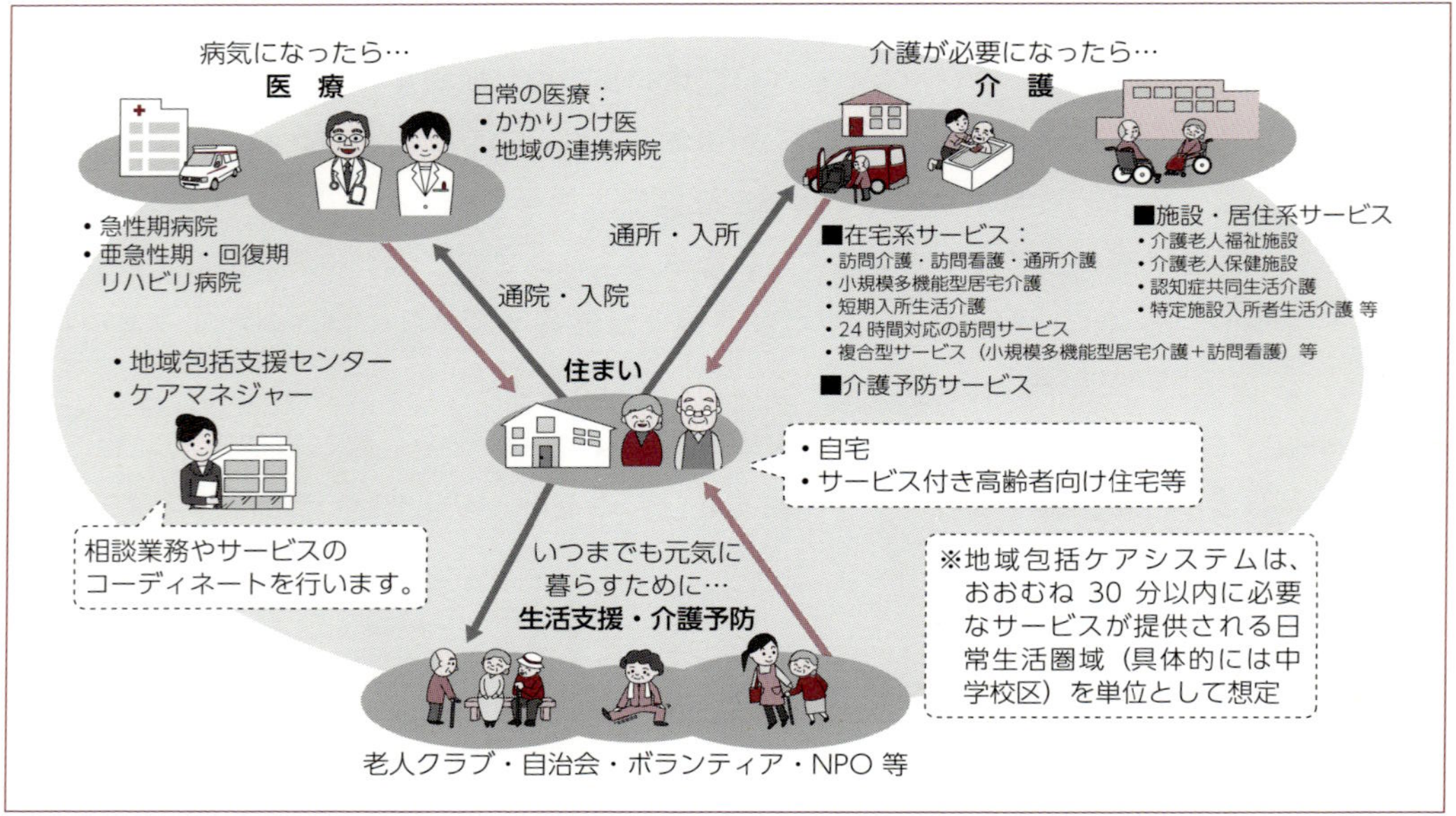

図 4　地域包括ケアシステムの概念図

厚生労働省ホームページ

世界で初めて、超高齢社会に突入し今や25%を上回るようになってきた。今後、少子化の影響もあり労働人口が減少する一方で高齢化がさらに進むことになる。そのなかで、医療保険制度を永続させていくためには、保険料を納めていれば、病気になったときには病院でどんな治療も比較的安価な自己負担で受けることができる、という考え方を変えていかなければならない。

2 住み慣れた地域で最後まで自分らしく過ごすことを目指す

そもそも、病院は病を治すところであって、命を終えるために過ごすところではない。もちろん、病気の治療の過程で残念ながら命を落とすことはあるが、漫然と「死ぬのは病院」という考え方が現在のわが国では蔓延しているように感じられる。しかし、死ぬことは生まれることと同様に自然なことであり、病気の治療を行う場所が命を終える場所というのは、そもそも無理がある。現在、日本人の3人に1人はがんで亡くなる時代となっているが、がんの終末期がどのような状態であるのかを考えれば、自宅を含めた住み慣れた環境の中で、肉体的な痛みや苦しみをコントロールしながら過ごすことが可能な患者の比率は今後も高くなっていくと予想される。

3　住まい・医療・介護・予防・生活支援の一体的提供が必要

急性疾患の治療は、たとえ入院しての手術や侵襲的な処置であっても、数日から長くて数ヶ月という短いスパンの中で行われる。治療期間中は、その対象となった疾患の治療が最優先され、そのほかのことで多少負担がかかっているとしても、ある程度の期間で治療は終わる。

しかし、わが国では、急速に進む高齢化に伴い、長期にわたる薬物治療やケアを必要とする慢性疾患の比率は今後も増えていく。その際には、医療のみならず、身体介護や日常生活の介助など介護分野との連携が必須である。医療機関で療養する場合には、毎日の食事やベッド、衣服に至るまで保険給付としてまかなわれるのが通例だ。しかし、自宅で過ごす場合には、家賃や電気代、水道代、食費などの生活費をどうするかという問題や、誰が食事を作り片付け、掃除や洗濯をするのかといった現実的な問題が一気に押し寄せる。社会生活を含めてどのように患者が生きていくのかということまで目配り、気配りをする必要がある。

いずれも、1つ1つを聞いてみれば納得だが、なぜ、急にそういう話になったのか、いぶかしく思う方もいらっしゃるのではないだろうか。しかし、近年、日本の医療提供体制が大きな変化に直面していることから考えてみれば、納得できるのである。

2 なぜ「地域包括ケア」が必要なのか

現在のわが国の保険制度を含めた医療の体制は、今から半世紀ほど前の高度成長期時代に作られたものである。その頃には、①働く世代の人口が多く、支えられる世代の人口が少ない、②がんを含む生活習慣病に代表される慢性疾患が少なく、ほとんどが急性疾患、③医療は現在ほど進んでおらず、非常に高額となる医療行為や薬剤はない、などの特徴があったと考えられる。

だとすれば、少しずつの保険料を納めてお金をプールし、病気になった方が少ない自己負担で医療を安心して受けることができるという「国民皆保険制度」を基盤とした医療保険制度は、極めて順調に回ってきたはずだ。働く人口が多いから、一人あたりの保険料は少額であっても、健康保険組合など保険者には多大な収入が入ってくる。その一方で、支出となる医療費は、急性疾患が多くを占めるので医療を必要とする期間は短く、そこで行われる手術や検査、使用される薬剤はいずれもそれほど高価なものではなかったはずである。

そして何より、高齢者が少ない人口構成の国では、医療を受ける絶対数が少ないことから、支出は保険料収入に比べて少なくて済んできたはずだ。さらに、働く世代が多いということは税収が多いということである。今では考えられないことではあるが、健康保険組合の財務状況は極めて良好であり、一時的ではあったにせよ、高齢者の医療については自己負担がゼロという状態が実現されていたわけである（図5）。日本らしいきめの細かい制度や、慎ましく倹約を旨としていた国民性、さらには、勤勉な医療従事者の働きなどもあって、わが国は世界に誇るべき「国民皆保険制度」を実現してきたのだ。

しかし、状況は大きく変わった。半世紀前と比べて、①働く世代の人口が少なく、支えられる世代の人口が多い、②高齢化に伴い、慢性疾患の比率が急速に増えてきた、③医学や薬学、医工学の進歩によって、医療技術や薬剤はめざましい進歩を遂げたものの、従来と比して非常に高額になってきた、という特徴がある。だとすれば、現在の医療保障体制では永続性が見込めないことも何となく理解できるのではないだろうか。

働く人口が少ないため、一人あたりの保険料を従来より高く設定したとしても、健康保険組合など保険者への収入は大幅に減少する。その一方で、支出となる医療費は、長期にわたる投薬や検査を必要とする慢性疾患の比率が増える。さらに急性疾患の治療費も高騰している。そして、高齢者が国民の4分の1を占めるようになり、今後もこの傾向が続くことが予想される

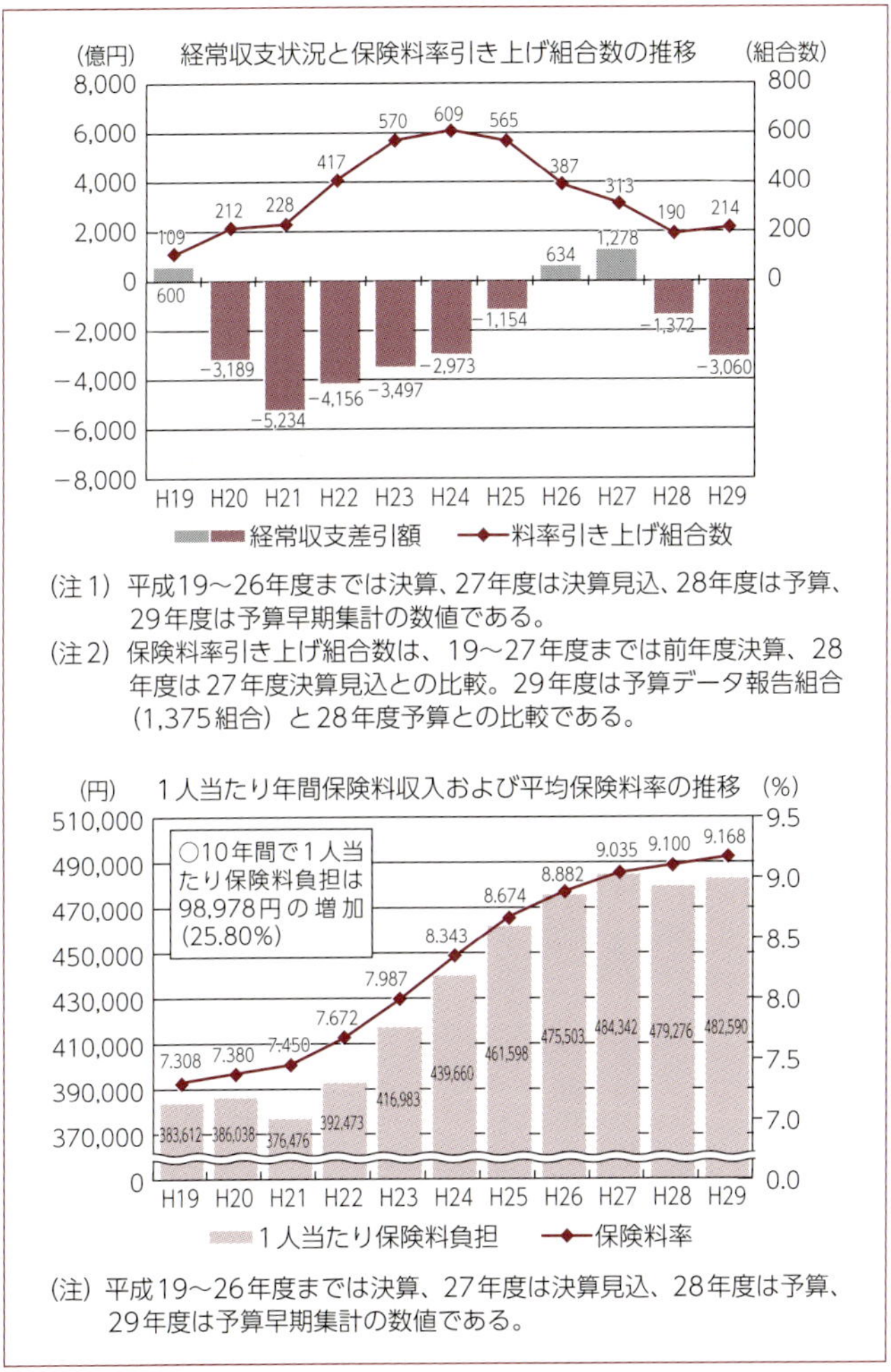

(注1) 平成19～26年度までは決算、27年度は決算見込、28年度は予算、29年度は予算早期集計の数値である。
(注2) 保険料率引き上げ組合数は、19～27年度までは前年度決算、28年度は27年度決算見込との比較。29年度は予算データ報告組合(1,375組合)と28年度予算との比較である。

(注) 平成19～26年度までは決算、27年度は決算見込、28年度は予算、29年度は予算早期集計の数値である。

図5　健康保険組合の財政状況

健康保険組合連合会「平成29年度健保組合予算早期集計」

わが国においては、医療を受ける絶対数が多くなり、支出は飛躍的に増大することが理解できる。頼みの綱（？）である税収も、働く世代の人口が減ると当然ながら減少するわけで、状態がさらに悪化することは避けられない。

このような社会情勢のもとであっても、おそらく、わが国は保険証1枚あれば比較的安価な自己負担で医療が受けられるという「国民皆保険制度」は国是として堅持するだろうし、安心してレベルの高い医療を受けることができるという体制は維持しようとするはずだ。しかし、現在の医療保険制度の仕組みのままでは、人口構造やそれに伴う収支バランスの観点から、永続性が担保できないことも理解しなくてはならない。

もちろん、人の生命は地球より重く、医療にお金の話はそぐわない、と言いたくなる気持ちもわかる。だが、医療そのものはボランティアではなく、人材にも器具にも薬剤にもお金がかかる。どんなに良い制度も、永続できる仕組みがなければ、将来の国民が憂き目を見ることになる。こういう考え方のもとで、厚生労働省から大きな方向性として示されたのが、「地域包括ケア」という概念であると言えよう。

3 医療機関と薬局と「地域包括ケア」との関係

とはいうものの薬局が「地域包括ケア」とどう関わるのか、戸惑う薬剤師も少なくない。薬剤師会や学会の講演会やセミナーなどで、「地域包括ケア」についていろいろと教えられても、なかなか薬剤師は変わらないという現実に嘆息している方も多いのではないだろうか。私自身も、自分が運営する薬局のあり方を見てきたなかで、同様の問題にずっと直面してきた。社内勉強会などで必要性や今後の展望をいくら熱く語っても、当時のスタッフの反応は薄く、「笛吹けど踊らず」ということわざは、「まさにその通りだ」と思ったことは一度や二度ではない。

その原因は、「調剤薬局」という仕組みそのものに起因しているところが多いのではないかと考えている。つまり、外来患者さんがお持ちになる処方箋に忙しく対応している薬剤師にとって、地域包括ケアシステムの言うところの「自助・公助・共助・互助」の概念や、「高齢者の尊厳と自立生活の支援」「住み慣れた地域で最期まで」といったフレーズは、ほとんど関係のないことのように感じられるのは当然といえば当然のことである。つまり、外来処方箋を1枚でも多く応需し、1分でも早く調剤するということに専念していると、ご自宅での看取りも含め、高齢者のケアについて基本的には自分事として考えられないということだ。

一方、医療機関は、患者さんの高齢化に対して、決して十分とは言えないものの適応すべく変わってきたのではないだろうか。在宅療養支援診療所や在宅療養支援病院は、少しずつ数が増えてきている。たとえ一人で開業している医師の場合でも、病院の勤務医の場合でも、午前中の診療が終わると、午後の診療までの空き時間などに、在宅訪問をしている方は珍しくなくなってきた。そういった医師の多くは今や院外処方箋を発行し、門前にあるかどうかは別として、保険薬局と連携しているはずだ。しかし、一般的にはそのような「地域包括ケア」を実践する医師と、薬剤師はなかなか密接な関係を構築することはできないというのが現実ではないだろうか。

実は、このことは、在宅医療や「地域包括ケア」という概念の中のみでの問題ではない。よく考えてみると、通常の外来調剤においても、程度の差こそあれ、薬局や薬剤師の誰もが抱えている違和感や疎外感に近いものがある。その理由は、2015年（平成27年）10月に厚生労働省から示された「患者のための薬局ビジョン」の中にもある「対物業務から対人業務へ」というところにあると考えている。この「ビジョン」には、薬局薬剤師の業務は薬というモノを対象とした仕事から、患者さんという人を対象とした仕事へと変化すべきだということが示されている。

　では、医師や看護師はどういう仕事をしているのかというと、彼らは明確に「対人業務」に専念しているはずである。一方で、現在の薬剤師の仕事は、わざわざ、厚生労働省が「対物から対人へ」と明言したことからもわかるように、「対物業務」が全てとはいわずともメインになっている。チームとして医療に取り組もうと、「対人業務」に専念しているメンバーの中に、「対物業務」をメインとしているメンバーが混じっても、なかなか有機的な連携を取りづらいのはある意味では当たり前のことではないだろうか。これは、外来・在宅・入院のすべてにおいて言えることであるが、「患者さんを良くしよう!」と患者さんの周りに集まり活動しているメンバーから、時々「この薬を準備して!」という指示が処方箋を通じて薬剤師に渡される。薬剤師はそれを受け取ると、一目散に調剤室に入り、必死で準備して患者さんのもとにお届けするという役割を期待されているのかもしれない。だとすると、役には立つし、必要だとは感じているけれども、本当にコアなメンバーなのかと問われると医師も看護師も、そして薬剤師自身も微妙な感覚に襲われるというのが、現状ではないかと考えている。

　先の「薬局ビジョン」を実現するための施策は、今後もいくつも提示されていくと思われる。その中で、薬剤師が薬を準備するという「対物業務」をこれまでどおりこなす一方で、患者さんを良くするという「対人業務」の比率を上げていけば、薬局と医療機関との関係は自ずと変わっていくだろう。結果的に「地域包括ケア」において薬局や薬剤師が何をすれば良いのかは見えてくるのではないだろうか。

4 「地域包括ケア」で関連機関が果たすべき機能

ただ、「対物から対人へ」というキーワードだけでは、なかなか何をすれば良いのかはわかりづらい。薬局業界に限らず、今後の医療のあり方を考える上では、現在の職域や職能の延長線上に何が可能かという積み上げ型で考えるのではなく、将来のあるべき姿から今後どうしていくべきかを逆算型で考えることが必要ではないかと考えている。

では、「地域包括ケア」の全体像は何か。本章でも述べているとおり、少子化と高齢化が同時に進行するわが国で、国民が安心して医療・介護を受けながら、その人らしい最期を迎えることができる社会作りを目指そうということである。これを実現するためには、以下の3つのことをクリアしなくてはならない。

1 医療・介護の連携強化

感染や外傷、外科手術などの急性期治療は今後も必要ではあるが、高齢化の進行に伴って慢性疾患患者の比率が増えている。また、入浴・食事・排泄といった生活介護・介助を必要とする方の比率は上昇を続けている。病院での入院期間は、今後ますます短くなるとともに、病床そのものが減少していくことを考えれば、病院以外の場所で長期にわたって療養する患者さんが急速に増えていくことが予想される。

病院であれば、入院中には医療のみならず生活介護も含めて提供されるが、病院以外の場所で長期に療養生活を送るとなると事情が変わってくる。その中で最も変わるのが、病院ではまとめて手配されていた各種サービスが、それぞれ別々の事業者によって提供されるようになるということである。すなわち、入院中であれば、医師、看護師、薬剤師、管理栄養士、理学療法士、看護助手などのメンバーは、同じ病院に所属する職員として患者さんに関わることができる。基本的に、患者情報はカルテ内容を含めて共有され、物理的にも距離が近いこともあり、連携を構築することは、それほど困難ではないケースが多い。

しかし、病院以外であれば、在宅療養支援診療所、訪問看護ステーション、保険薬局、居宅介護支援事業所、ヘルパーステーションなどそれぞれ独立した組織の専門家が、個別に患者さんと契約を結び患者宅に訪問するようになってくる。事業所が別であれば、患者さんの基本的な情報を共有することはもとより、日々の変化や状況の記録も各事業所別に蓄積されるようになる。さらには、院内とは異なり、そもそもの物理的な距離が遠くなってしまうことで、各職種のサービスに統一感が欠ける面が出かねないのが現実である。

とはいえ、そういうことは患者さんには関係のないことであり、各職種は、病院に入院していたときと同様のシームレスなサービス提供体制を構築しなければならない。そのためには、ＩＣＴシステムを活用しつつ、医療・介護に関わる各職種が連携をより強化していかなくてはならない。

2 医療費の適正化

その昔、「医療費亡国論」という考え方が示されたことがあったが、それはあながち嘘ではなかったのかもしれないということを、近年の医療費の伸びが示している。高齢化が進んだことに加え、高額な薬剤の出現や高度な医療処置の開発が拍車をかけている。もちろん、医学・薬学の進歩はすばらしいことである。そして、国民皆保険制度を基盤とした質の高い医療保険制度は、先進国にふさわしいものであり、それに伴う寿命の延長はすばらしいものであることは事実である。

しかし、医療費が40兆円を超え、介護保険や年金を含めた社会保障費が増大を続ける一方で、高齢化と同時に進行した少子化の影響もあり、生産人口が減少しているわが国では、やはり医療費の適正化は欠かせない問題である。

昨今、とくに在宅での高齢者薬物治療の現場におけるPolypharmacyが課題となっている。不要な薬を減らすことはもとより、患者さんがその時々に訴える症状が、現在服用中の薬で起こらないかというチェックを定期的に行い、もし、薬剤による副作用の可能性があれば早期に対応し、さらなる医療費の増大を抑えるためのシステムの構築が不可欠である。

3 健康寿命の延伸

「地域包括ケア」という概念の中では、「高齢者の尊厳と自立生活の支援」「住み慣れた地域で最期まで過ごす」ということが重要である。わが国が世界に冠たる長寿国になって久しいが、その一方で、健康寿命と平均寿命の間には約10年の差が存在しているのも事実である。この2つの寿命の差を可能な限り縮めていくことは、とりもなおさず、「地域包括ケア」の概念を具現化することに他ならない。

一方、高齢者が自立生活を送れなくなる理由、すなわち、介護を必要とする理由は何かといえば、脳梗塞・脳出血や、心不全・呼吸不全などの身体的理由に加え、転倒による骨折や、認知機能の低下などが挙げられる。さらに、これらの疾患が、基本的には、食習慣や運動習慣、喫煙などの生活習慣によって引き起こされることを考えれば、やはり、疾病治療の効率化を図るとともに、疾病予防を効果的に行うことが重要であることがわかる。

このような背景を考えれば、医療機関はもとより、医療法でも「医療提供施設」の1つとして位置づけられた薬局が、従来のような症状に応じて投薬を行うということに重きを置いた医療を、他の関係機関と連携をとらずに独立して行うことは「地域包括ケア」の実現という文脈にはそぐわないと考えられる。

超高齢社会に求められる新しい社会保障システムである「地域包括ケア」を実践するためには、医師、薬剤師、歯科医師、看護師を中心とした医療職が、それぞれの所属場所に拠点を置きながらも、医療機関以外の場で治療を受ける（外来患者の服薬を含む）患者が安心してその人らしく暮らせるように、介護や福祉のメンバーと連携しつつ専門性を発揮した活動を展開していく必要があるのではないだろうか。

5 「地域包括ケア」における薬局・薬剤師の役割

では、薬局・薬剤師は具体的に何をすれば良いのだろうか。もちろん、現時点でこれという正解が具体的にあるわけではなく、私を含めて現場で活動する薬剤師や薬局関係者が、患者のニーズや問題点を生で体験しながら、いったい何ができるのかを試行錯誤を繰り返しながら考えて構築していくものだと考えている。

しかし、ただ1つ言えることは、現在の「門前薬局の計数調剤」に専念していること、そして、在宅医療や「地域包括ケア」の中で、お薬をお届けし、服用したり使用したりしやすいように、整理することが薬剤師の役割ではないということである。このことは、数年前はともかく、現在の薬局・薬剤師が感じていることではないだろうか。ただ、悩ましいのは「では、どうすれば良いのか」ということに対する具体的な方向性や、まず踏み出すべき第一歩がないからである。

確かに、私自身も在宅医療に従事しつつ薬局を運営するなかで、薬剤師との協働の可能性を探るにあたって苦労したのは、まさにその部分であった。ただ、10年近い現場での実践や工夫のなかで明らかになってきたのは、次のようなことである。

1 高齢者の尊厳と自立支援

そもそも「地域包括ケア」の目的というのは高齢者の尊厳と自立生活の支援だと考えている。

高齢者の尊厳とは何かというと、一つには排泄を自分でできることだと思う。例えば、トイレに連れて行ってもらう。ズボンを上げたり下げたりするのは手伝ってもらったとしても、一番大事なことは自分でする。そのためには最低限、自分で立てないといけないし、手足がある程度動かなければならない。排泄以外にも食事や入浴など自立して日常生活をおくるには手が動き足が動くことが必要になる。

近年話題になっているロコモティブシンドローム、フレイル、サルコペニア、あるいは認知症などは、生活習慣病が原因になって引き起こされることが多い。糖尿病、高血圧、高脂血症などにより、例えば体重が増加し、それによって膝が悪くなって動けない。喫煙が止められず脳梗塞、心筋梗塞になってＡＤＬが極めて低下し動けないとか、そういうことから考えると、体の状態を悪くしないという「予防」の部分が重要になる。または生活習慣病の患者さんに対してコンプライアンス、アドヒアランスの向上など、まさに今の保険薬局で取り組んでいる部分も大事で、それらをきちんと行っていけば、今60代、70代の人が80代、90代になったときにも自分の手足で動くことができると思う。

高齢者の尊厳と自立支援ということを考えると、生活習慣病をそれ以上悪くさせない、予防的な生活習慣指導をきちんとする、そういう役割が必要になってくるだろう。

2 住み慣れた地域で最期まで

2つ目は、高齢者が住み慣れた地域で最期まで生活できるようにすることである。端的に言うと、家で死ぬことを可能にすることである。現在12％程度の在宅での死亡率を40％台まで高めたい。家で亡くなる方は、多くの場合、ADLが徐々に落ちて病院に通えなくなり、在宅で療養する。健康寿命を長くすることが大事であるのはもちろんだが、在宅での死亡率を上げるには在宅での療養が可能になるような仕組みが必要である。

在宅での療養とは何かというと、手術をしたり、内視鏡検査をするわけではなく、訪問診療をベースに基本的にはお薬を飲むだけである。そのため薬剤師が、お薬がきちんと飲めるよう、適切に供給する。きちんと効いているのか、副作用が出ていないかどうかチェックする。

それを最終的にお亡くなりになるまで対応することが重要である。

わが国の死因の3分の1はがんである。また、在宅で多くのがんの方が亡くなっている。病院では、がんの患者さんが苦しくて苦しくて、まさに亡くなりそうというときに「早く自宅に帰って」とは言わない。それは病院で亡くなられるタイプで、かたや状態は落ち着いているが、今後の治癒は望めないという方にはオピオイドや麻薬を使った疼痛管理、若干の水分管理、場合によっては輸液管理といったことができれば自宅で過ごしてもらえる。

わが国では残念ながら未だ喫煙率が高いことを考えると、今後がんで亡くなる患者さんは増えていくと考えられる。今は脳血管疾患や心疾患によって亡くなる方もがんに次いで多いが、様々なインターベンションの進化によって、これらの疾患では亡くならなくなる可能性がある。一方、加齢に伴う細胞変性の一環としてがんが発症するとするならば、がんで亡くなる方は今後も増えていくと考えられる。したがって、高齢者人口が増えるなか、がんの終末期においては水分管理、副作用管理を含む服薬コントロール、麻薬の供給を含む疼痛管理といった、在宅医療における薬物治療をいかに適正にサポートするかが薬局の役割になる。

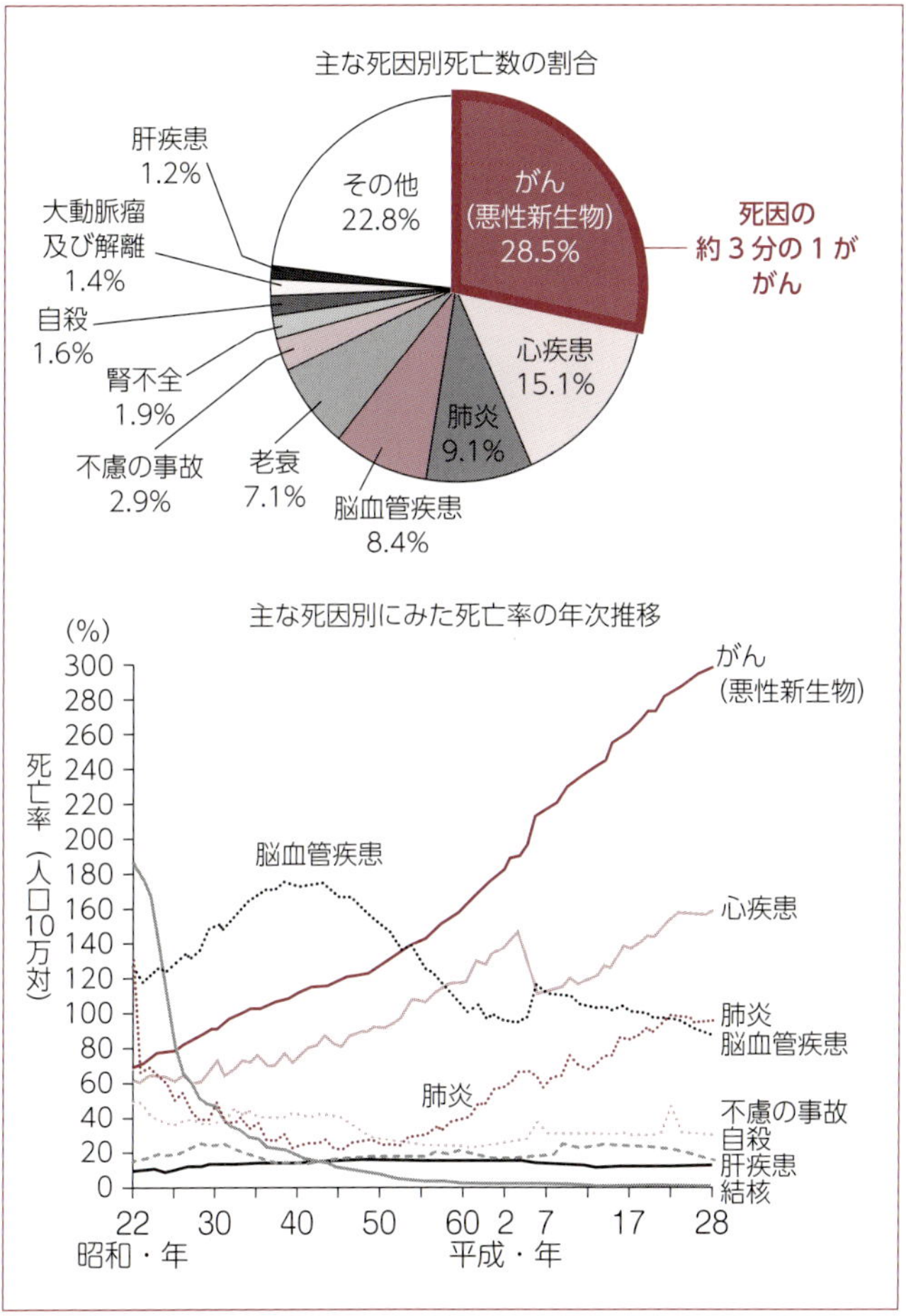

図6　わが国の死因とその推移

厚生労働省「平成28年人口動態統計月報年計(概数)の概況」

3 急がれる地域包括ケアシステムの完成

3つ目は以上のことを2025年までに達成するということ。目標の期限までもう10年を切り7、8年しかない。そのなかで薬局というものは急速に変わる。言ってみれば今の門前薬局のスタイルから「薬局3・0」ということになるかと思うが、例えば在宅医療、セルフメディケーションのサポートをする薬局ということであり、働く薬剤師自身も変貌していかなければならない。

既に薬剤師教育は6年制に教育課程が変わっているわけで、地域医療システムが大きく変わるなかで薬剤師自身が率先して変わっていくことが求められる。

しかも高齢者の薬物治療には、やはり用法用量の調節、嚥下機能が落ちている場合には投与方法や剤形の工夫、肝機能が低下している場合には副作用により一層注意を払う必要も出てくる。そういう工夫や注意が必要な薬物治療というものが、今後の医療のメインになってくるわけで、その変革のなかで薬剤師がリーダー的な役割を果たしていくことが必要なのではないかと考えている。

いつも地域包括ケアシステムについて考えるとき、その中心は高齢者の尊厳と自立支援であり、そのためには前述のように生活習慣病の予防や薬物療法を中心にした状態の悪化防止が必要になる。

また、OTC医薬品を適切に使って患者さんをサポートしていく必要も出てくる。先に述べたように2025年まで時間がなく、薬局は大きな変革を迫られることになるので、その変化を先取りする形で、「私たちはこのように動けますが、先生方、看護師さんどうですか」というように薬剤師が先頭に立って変化を起こしていく。そういう先導的な役割を発揮していくことが必要なのではないかと思う。

生活習慣病に対しては、例えばα-グルコシダーゼ阻害薬、スタチン製剤がスイッチ化される可能性もある。また、スイッチOTC医薬品を活用しつつ、未受診者を受診者にもっていくことも重要である。薬局の検体測定室を使ってHbA1cの数値が基準値に比べて高い場合、「一度、お医者さんを受診しませんか」と受診勧奨をする。

生活習慣病はピラミッドがあって、まず、非診断者がいて、その人が受診して既診断者となる。受診をして薬物治療がされていても、適切に効いている人はピラミッド上部の一部という状況にある。そこで、未受診の非診断者を既診断者にもっていくという最初の取っ掛かりに薬局・薬剤師はなれると思う。

生活習慣病については患者数、受療構成を見ると高血圧、糖尿病、高脂血症が全患者数の半数近くを占めている。したがって、薬局・薬剤師の大きな役割はまさに予防の部分になるのではないか。それを実践することで、地域医療を変革していく旗振り役、リーダー役になり得るのではないだろうか。

薬剤師同様、医者も看護師も皆、仕事がパンパンの状況にある。忙しいなかで新たなことはできない。薬剤師にある程度のタスクをシフトできれば医師も看護師も次の仕事を考えることができる。もっと違うやるべきことができる。

薬剤師にタスクシフトするというのは、医師や看護師の雑用を押しつけるということではなく、例えば薬を飲んだ後のフォローアップは医師、あるいは看護師もするが、薬剤師が最も適している。薬剤師法第25条の2では、新たに指導義務が盛り込まれたが、例えば薬を飲んだ後に吐いた、手足が動きづらいなどの症状が出ると医師は病気として考えるが、薬剤師の場合には薬理や薬物動態学、あるいは製剤学という知識を元に、本当に効いているのか、あるいは副作用が出ているのではないかと考える。いわば薬剤師にしかできない判断をすることによって薬物治療が変わると思う。

繰り返しになるが、地域包括ケアシステムのなかで薬局・薬剤師の役割は生活習慣病の予防から投薬後のフォローアップまで、あるいは在宅がん患者さんの終末期を支える、そういうことが「像」として見えてくるのではないか。これまで考えていた以上にすべき範囲は広いはずである。

4 薬剤師の介入で飛躍的に改善する薬物治療の質

ところで、薬剤師は、薬を出すのが仕事で、在宅医療はそれプラス配達、もしくは残薬を整理して飲みやすくサポートしてあげることと考える人が少なくない。しかし、それは一連の業務のなかの一部でしかなく、そこには薬剤師の専門性はない。例えば薬を飲んでいなかったことによる症状に対して新たな薬を足す必要はなく、また飲まない理由が例えば錠剤が大きくて飲みにくい、飲んだら頬が火照るので飲まないなど、そういう理由がわかれば次の薬物治療で何をすれば良いかが見えてくる。しかし、今はそこまで視野を広げることができていないと思う。

しかし、私が最近キーコンセプトとして考えているのは、薬剤師が薬を渡すまでではなく、飲んで体に入った後までフォローすれば、薬物治療の質は飛躍的に改善するということである。

最後の「飛躍的に改善する」という部分が大事だが、この話を薬剤師のセミナー等で話すと、それによって「薬剤師の認知度が上がる」「スキルがアップする」「より専門性の高いところで活躍できる」といったレスポンスが返ってくることが少なくない。

当然、そういったことは結果的にはあり得るが、それが目的ではない。薬剤師による服用後のフォローの目的は「薬物治療の質的改善」であって、これは厚労省、医師会の人と話すときに非常に重要な概念でもある。薬剤師の多くが真面目で、現状に対し少なからずフラストレーションを持っている人が多いので、これをすればブレイクスルーが起こり、薬剤師がもっと認められるという思いは理解できる。しかし、それを最前線の議論に出しても、他の職種からは興味のないことであって、「協力しなければならないのか」あるいは「私は協力してあげたいが、隣の先生も同意するかわからない」ということになってしまう。

私は医師に話すときでも、「薬剤師が服用後のフォローをする。そして自分（薬剤師）はどう思うかをフィードバックしてもらう。こうすることで私（医師）の薬物療法は飛躍的に向上する。私にとっては、薬剤師と組んで、飲んだ後のことをレポートしてもらうことは新たな治療戦略になる」と説明している。私（医師）たちはきちんと患者さんを診ているつもりでも、薬物治療の面からはレビューしきれてはいない。それをしないと薬害が起こったり、薬の使いすぎが起こったり、結果的に医療の質が上がらない。それは医師としては由々しき事態であり、こういったクリティカルな問題から薬剤師と組みたいと考えているのである。いずれにしても、「薬剤師の職能拡大に協力してあげましょう」というような生ぬるい話ではない。

患者さんの症状を聞くと病名が思い浮かび、薬を処方するのが私たち医師の役目。ところが、繰り返し申し上げているように、薬剤師にとっては別の考え、見方があって、処方全体を通じて、「この薬が入っていれば、吐くよなあ」「こんな症状が出るよな」と、薬が体に入った後のフォローアップをするのが役目で、それができればもっと薬物治療の質は向上するはずである。

したがって、端的に私の訪問診療に薬剤師に同行してもらうのは、薬剤師の職能拡大に協力しているわけではなく、自分の患者さんの状態をさらに良くするためである。今までの治療の仕方でもある程度良くなってくれていたが、中には良くならないケースもあった。その人達を救うために医師と薬剤師が有機的な連携をして医療に取り組んで欲しいと願っている。このことは全体を通じて伝えたいメッセージでもある。

5 「本当の顧客」に向けオムツ流通も変革へ

さて国は地域包括ケアシステムの実現に向けて動くと言っているわけで、全ての医療・介護・福祉の政策は、その実現に向けて動くわけである。

前述のように「住み慣れた地域で最期まで」といったとき、病院まで歩いて来れない人をサポートする必要性が出てくる。そういった人は相当数いるはずであり、大きな病院に歩いて行ってその帰りに寄っていく患者さんを対象にするビジネスモデルは減っていくと予想される。

そうなると、市場が萎んでいくなかで薬剤師はすることがなくなるのではないか、また大手チェーンにうちの薬局が買われるかもしれないなどと考えていると、薬剤師のなかにある種の閉塞感が出てくるように思う。ただ、「歩いて来れない患者さん」は、この世からいなくなるわけではない。

面白い話があって、あるオムツメーカーが私のところに、相談を持ちかけてきたことがあった。そのメーカーは個人向けより、法人向けに納品するのが得意だった。ところが療養型病床が無くなり、売上がバサッと無くなっていくという大きな問題を抱え、役員達が困った困ったと言っていた。しかし、社長さんはこう考えた。「病院が（オムツを）買ってくれているが、本当にわが社の製品を使っているのは患者さんではないのか」「療養型病床がなくなると、施設を介してオムツを渡すことはできないが、その患者さんはどこかにいる」。そして、「病院から在宅・介護施設へという流れのなかで、他施設や自宅など病院以外のところに患者さんはいる。その患者さんに届けるにはどうすればいいかを考えたとき、実は薬局が今在宅の患者さんのところに行っているらしい。薬局の訪問ルートにわが社のオムツを乗せるのが良いのではないか」ということであった。

在宅患者さんのオムツを買うのは息子さんや娘さんだったりして、「適当なもの」を選んで買ってくる。一方、オムツメーカーとしては、それでは適正使用になっていないので、何とかそのことを伝えたいと考えていた。そこで薬局にオムツフィッター(オムツや排泄全般について指導できる資格者)を置いて、適正使用を推進してもらい、結果的にオムツが薬局を介して流通するようにしたい。在宅の患者さんにつながるラスト・ワン・マイルは誰かと考えてみたら、それは薬局じゃないか、ということになった。私たちの薬局では、まだまだ数として多くはないが、少しずつオムツが流れるようになっている。

私たちの売値と大型量販店の売値を比べると当然、大型量販店の方が圧倒的に安い。それでも私たちの薬局から買ってくれる。それはなぜかというと、息子さんが仕事帰りに量販店に寄って買ってこなくても、薬局がきちんと適正な対応をしてくれるのが良いとの評価を得ているためで、ありがたいことだと思っている。つまり、私たちの顧客は誰かと考えて動くことが大事なのである。

そもそも高齢化に伴うロコモティブシンドロームで歩いて病院に行けなくなって、外来患者数が減っている。歩いて来られる少ない外来患者を取り合っていてもしょうがない。歩いては来れない患者さんはこの世に絶対にいる。その処方薬をどうやって患者さんの手元までお届けするか、顧客の状況にあわせて考えていかなければならない。

すごくシニカルに言うと、今の薬局・薬剤師にとっての顧客は、隣の診療所の医師、病院の事務長であったりして、「あの人の機嫌を損ねたらあかんで！」というような面は否めない。でも本当の顧客は患者さんであり、その患者さんが動けないのであれば、そのサポートをする必要がある。自分の業務をお客さんの都合で考えるという全ての商売の基本をきちんとすれば、地域包括ケアシステムのなかで、あるいは今後のあらゆる状況変化のなかでも薬局・薬剤師はきちんと仕事の場所を見つけていけるはずである。

繰り返しになるが、今後の医療は高齢者の薬物治療がメインでしかも通常の添付文書の量でなく、投与方法の工夫がいる。その際に、薬剤師が服用後の状態をみなければ、服用後の安全性、有効性が担保できない。そのコンセンサスが得られれば国の行政施策も変わるかもしれないし、薬局・薬剤師のこれからの姿も変わってくるのではないだろうか。

4章

次世代型薬剤師をめぐる今後の課題と対応

今ある状態から変わるということには誰しも少なからず抵抗感があると思う。やはり新しいことが出てきたときに人は戸惑い、それをないものにしたい、解消したいという思いがある。

薬局2・0といってきた門前薬局の特性は「強力なビジネスモデル」として機能してきた。客単価が高く、粗利が高く、また良い立地を確保できればお客さん（患者）の数も確保でき、機械化、IT化を進めれば、さらに経営効率も良くなる。システム化を進めれば多店舗展開も可能になって、さらにビジネス全体を拡大でき、大量仕入れによる納入価引き下げといったスケールメリットも生かせるようになる。そういった強烈な成功体験があるので、そこから動く、変革するということは凄く難しいことだと思う。ただ、いつまでも同じビジネスモデルが続くということはどの業界においても難しく、薬局業界においても破壊的イノベーションが起こる可能性がある。

また、急増する医療ニーズに対し医師は急増しないなかで、リフィル処方箋の導入、あるいは制度としての共同薬物治療管理といったことが現実味を帯びつつある。一方、薬剤師業務が対人業務へとシフトするなか、将来的には新たな制度に基づく業務シフトも必要になると思われる。

1 破壊的イノベーションと薬局のコア

2015年に、関西学院大学教授の玉田俊平太先生の著書『日本のイノベーションのジレンマ』（翔泳社）や監修書『イノベーションのジレンマ—技術革新が巨大企業を滅ぼすとき（Harvard business school press）』（翔泳社）で、「破壊的イノベーション」という概念を知り大きな衝撃を受けた。それは、どの業界においても、時に破壊的イノベーションが起こるということである。優良企業が破壊的イノベーションの対極である持続的イノベーション、すなわち、「改善」に固執するあまり、時と場合によっては大きな破壊的イノベーションが起こったときに乗り遅れてしまい、市場から撤退を余儀なくされるということも起こるということであった。この理論は、いわゆる「調剤薬局」業界を考える上で非常に参考になると思うので、私なりの解釈を交えて整理してみたい。

1 破壊的イノベーションに消えた大企業

例えば、世界的なフィルムメーカーだったコダックが、倒産し市場から撤退したが、それはカメラ市場にデジタルカメラという破壊的イノベーションが起こったためである。デジタルカメラは、当初はフィルムカメラに比べて性能は低く、危険性もあって、採算も取れなかった。ビジネスとして発展するなどとは誰も判断できない状況であった。

実は世界で最初にデジタルカメラ技術を創ったのはコダックだったそうだが、自分で創ったためか、画素数も少なく粗いので本気で使う写真家はいない、コストもかかり商売にはならないと判断し、「それよりは」とフィルム事業に注力し続けた。破壊的イノベーションに比べ持続的イノベーションは、さらに経営効率が良くなる、現状の課題を解決するといった「改善活動」であり役員会もすぐに通る。結果、デジタルカメラ時代に乗り遅れ、倒産に至った。

一方、国内メーカーである富士フイルムはどうかというと、今やフィルムメーカーではなく、ミラーレスデジタルカメラをはじめ化粧品や医薬品や再生医療、医療機器分野など幅広い展開をしている。

破壊的イノベーションにおけるデジタルカメラ技術も、当初の不採算性、低い性能というものはいずれキャッチアップされていく。また、そもそも富士フイルムは何が得意かというと、フィルムの上に微細な金属粒子を均一に載せるという技術がある。それを元にナノ技術を発展させ、化粧品を創り、サプリメントを創り出し、医薬品へも応用しているのである。多様な顔を持つ会社ではあるが、いわばナノ技術を持つ会社として1つの方向性が貫かれている。

大日本印刷という会社も同様で、ペーパーレスの社会が来るときに印刷屋は何をするのかという命題に取り組んだ。「印刷とは何か」を突き詰めると紙の上にインクを載せる、つまりある物の上にある物を載せるという技術が得意だということにつき当たる。この得意技術で、コンピュータチップの基盤を〝印刷〟する。紙の上に通電性のある線を〝印刷〟し、薬を取り出すとその線が切れることの情報をキャッチするシステムも開発した。すると何日何時何分に薬が取り出されたかがトレースできる。そのログを残すことで薬のコンプライアンスを向上させることができないかということで、大手チェーンと大学研究機関とで実用化に向けての共同研究が進んでいる。最初は印刷会社であったのが、今や元々の強みを生かして社会の問題を解決しようという、印刷会社の枠を超えた企業になっている。

ソフトバンクという会社は名前の通り、当初はコンピュータソフトを売っていた会社であったが、2000年頃に電話回線を売り始め、そのまた後は携帯電話会社となり世界的な展開をするなど、創業時のビジネスと異なるビジネスで飛躍的な成長を遂げている。その意味では薬局も、いままで非常に上手くいっていたビジネスモデルだからといって、いつまでも続くわけではない。上手くいかなくなってきたというときに、富士フイルムや大日本印刷のように、自分たちのコアは何であるかを問う必要がある。

ところで、薬局・薬剤師のコアは何かというと、私は「薬学」だと思う。薬が体に入ると、いつからどう効くか、いつからどういう形で体から出ていくか、または何のためにこのような剤形になっているのか、そういったことを勉強してきたのが薬剤師であり、誰よりも得意なはずである。この「コア」を考えることが未来へのヒントになると思う。

私自身、薬局運営をしていていつも思うのは、自分たちで値段設定ができないということだ。いわば国が値段を決めている。また、誤解を恐れずにいえば分業元年の1974年（昭和49年）以来、約40年間にわたり、思った以上に値段を高くつけてもらったわけである。通常であれば文句が出たのかもしれないが、多くの患者さんが負担するのは、その2割、3割であり、その少し高めの値段でも「まあ、ええか」ということで、うやむやになったのかもしれない。

しかし今、医療保険の世界で、「物を渡すだけのビジネスモデル」に対しては、社会的資本を投入する意味、つまり費用対効果が乏しいと指摘されており、今後その値段（点数）が下がっていくと予想される。つまり、対物業務について点数が下がっていくという流れは止められない状況にある。

売上というのは「顧客数×顧客単価」だが、いずれも減っており、本来ビジネスとして大きな変化を起こさざるを得ない状況にある。1つのビジネスモデルが永遠に続くわけはなく、変化に対応できるかどうかが生き残りにかかってくると思う。

だが、「破壊的イノベーション」というのは最初は低品質で危険性があって採算性が悪いそうである。これは今の在宅業務とよく似ているのではないだろうか。例えば在宅患者さんのところに薬剤師が行って血圧を測る。これは見ようによっては危ないし、採算性も悪く、あまり品質は良くないというのが現状であろう。

玉田先生に「狭間先生のやっている薬局3・0というのは、この業界の破壊的イノベーションですね」と言われたことがあるが、「確かにそうだな」と思った。この業界にも、一大変革が訪れ、コダックが倒産するというような、誰も予想し得なかったことが起こるかもしれない。

2 次世代型薬剤師への第一歩とは

一方で薬剤師本人のこともある。薬剤師2・0が薬を渡すまでのビジネスだとすると、どんなに忙しい日でも、最後の患者さんに薬を渡し終えると、その日の仕事はそこで終わる。ところが飲んだ後までフォローアップすることで初めて薬理学、薬物動態学、製剤学といった薬剤師自らの専門性が活かせる。その上で薬剤師にしかできない決断をすることで患者さんの状態が良くなる。

　そのことは頭では凄く理解できるが、それが耐えられないという薬剤師がいる。どんなに忙しい日でも薬を渡し、薬歴も全て書き終えて、薬局を出ると全てが終わるという感覚に慣れてしまうと、投薬後の患者さんのフォローアップというのは苦痛になる。私はオンコールが嫌だとは思わないが、投薬後も患者をみなければならないということは、いつ携帯電話に連絡が来るかもしれないと、ずっと患者さんのことが気になる。それに耐えられないというのだ。

「金曜の仕事が終われば、それ以降、土日と完全フリー。これが私の生活リズムです」という薬剤師は結構多い。フリーの時間で、お茶やお花、英会話、スキューバダイビングや、歌舞伎を見に行ったりと、オン・オフのメリハリがあるといえばそれまでだが、そこに固執してしまうことの弊害はあると思う。いうなれば、患者さん（＝顧客）の都合より自分の都合が優先されるようになると、医療としては問題が生じるはずだ。やはり人が困ったときにさっと出てきて助けてくれるのが信頼される人であり、薬を飲んだ後、何かあって困っているというときに、パッと対応する薬剤師は感謝されるはずである。

　以前読んだセールスの本にこんなことが書いてあった。困っているときに出てくるセールスマンは天使に見える。しかし、困ってないときに出てくるとハエに見えるそうである。たしかに家電量販店に足を踏み入れた途端に「いらっしゃいませ」「今日は何をお探しですか」と立て続けに迫られたら、「向こう、行っといてくれる!?」となるわけである(笑)。

ところが冷蔵庫を買おうと一通り見て回り、気になる2つの製品が見つかったとして、「何で3万円も違うんだろう」と悩んでいて、「誰も来ないのか……。今来たら即決なのに」というときがある。やはり、困ったときにビューッと出てきて「1世代前なので3万円安いのです。実質的に中身は変わりませんが、お好みです」と言われたら、「別に安い方でいい」と、対応した店員さんから買う。そして、その店員さんを「気の利く人だなぁ」と評価すると思う。

現在の薬剤師は患者さんが困っていないときに会っていると思う。患者さんは「痛い」とか「しんどい」、あるいは「薬がなくなりそう」といった困り事を抱えてクリニックへ行く。医師といろいろ話して、例えば風邪で処方箋をもらい、「早く薬を飲んで寝よう」「やっと薬が手に入るから働きに行こう」と思っているところに、薬局に行ったら、クリニックで書いたのと同じような問診票を書かされ、保険証をチェックされ、場合によってはお目当ての薬がなく……。患者さんからすれば、「さっき全部やったのに。早く薬を渡してくれ!」と言いたくもなるだろう。

渡すまでの仕事であればそう思われてもしかたがない。例えば「飲んだけど痛みが楽にならない」「かゆみが出て皮膚が赤くなった」「うちの子が飲まない」と、実は患者さんはその後に困る。渡した後で薬剤師が「状況はどうですか。問題はありませんか」とフォローすれば、患者さんにとっては凄く助かるはずである。

面白い事例があって、うちの勉強会に来ている薬剤師さんが、初回に渡されたロキソニンなどNSAIDs投与の処方箋だけ、別に分けていると言う。それで何をするのかと聞くと、「その患者さんには夜9時に電話します」と言う。患者さんに「お痛みどうですか。痛みは止まりましたか」と尋ねるのだそうだ。

最初は患者さんも夜の9時に薬局から電話があってびっくりするそうだが、結果「患者さんには凄く感動されて、そこから患者さんとの関係が一変するんです」と言う。「それはどういうことですか」と聞くと「用もないのにうち（薬局）に来る」と言う。例えば「旦那の薬はこれで良いのか」「どっか良い医者はいないか」と相談が持ち込まれるようになるのだそうだ。

「患者のための薬局ビジョン」にも、これからは「対物業務から対人業務へ」とあるが、患者さんにとって薬を渡すまでの仕事の人（薬剤師）には思い入れはなく、フォローしてくれた人（薬剤師）には凄く思い入れが出てくる。その薬剤師さんは、「そういうことが私にとってはもの凄く大事なこと」とおっしゃっていた。

良い悪いの話ではないが、先ほどの薬剤師さんのように「金曜日の仕事が終わった後は、フリーに過ごすことが私のライフスタイルそのもの」という生き方は、残念ながら医療においてはそぐわない。

もちろん、医師の世界でも、例えば健康診断、放射線撮影の読影、あるいは麻酔科など、どちらかというと中央診療部の先生方の仕事は実は「一話完結」であると言える。「自分のデューティーの時間は2000%働きたい」と働くが、それが終われば帰る。その後、病院から呼ばれることもない。もちろん、これも専門職としての生き方のひとつだが、そういう先生方は、「医師−患者」関係をなかなか築くことはできない。そもそも麻酔の先生は患者さんを寝かせているし、放射線の先生は画像は見るが患者さんは診ない。繰り返し言うが、そういう生き方はもちろんあってもいい。

しかし、私が医師になったのは、患者さんとのふれあいがあって、「先生の顔見ただけで元気になった」「先生ありがとう」と言う患者さんに「いやいや心配ないよ」というのをやりたいという思いがあったからだ。薬剤師でかかりつけ担当であれば投薬した後をみなければならない、というのが薬剤師3・0の一番の根底にある。薬剤師2・0はそれはしない。また、一話完結というメリットもある。一見すると楽なようだが、患者さんとのいわば濃密な関係は築けないし、薬剤師が2・0から3・0へと変革を起こすにはここから変化しなければいけない。

とくに地域包括ケア推進施策のなかで単に薬を渡すだけの仕事は望まれなくなると考えられる。さらにICT化、機械化が進むなか、「単に薬をつくる」「単に薬の説明をする」というだけならば、薬剤師でなくても良いのでは、ということにもなり得る。このような点からも、薬剤師は変わらなければならないと思う。

こういったことは薬局経営という観点からも求められており、現在の業務に固執していると、自分のできる業務そのものが無くなるかもしれない。これについては後に触れたい。

地域包括ケアシステムに移るための要件は出揃いつつあり、そのことを認識しつつ、まずは自分の心の中のスイッチを入れ、薬という「モノ」を対象とした仕事から患者さんという「人」を対象とした仕事へと変わらなければいけないと認識することが、次世代型薬剤師への第一歩だと思う。

3 「逆算的に考えること」が大事

その上でどうすれば良いか。私は積み上げ式でなく逆算的考え方が大事であると考えてきた。これは薬局1・0が2・0に変わったときも同様で、1974年（昭和49年）、わが国が医薬分業に舵を切った年には、99・9％の医師は処方箋を発行していなかった。「医薬分業の時代が来る」と言われていたが、多くは本当に来るだろうか、と懐疑的であった。しかし、中には「そうなると病院の隣に薬局がないと患者さんが困ってしまう」と思った人がいた。それが日本調剤の三津原博社長、アインファーマシーズの大谷喜一社長、阪神調剤の岩崎壽毅現会長などである。医薬分業が達成された時代を想定し、「調剤薬局という仕組みが必要になるはず」という逆算が起こっていたのではないだろうか。

いま逆算するならば、地域包括ケアシステムからの逆算であろう。その焦点は先述のように、尊厳と自立生活の支援と、住み慣れた地域で最期まで生活できるようにするということである。そのために必要なことは何であるかを逆算し、今から準備していくべき事項を考える必要がある。

ひとつには予防医療への理解である。OTC医薬品の使用促進、プライマリヘルスケアの実践を通じ、例えば糖尿病の悪化による人工透析への移行を予防するなど、生活習慣病によって起こる様々な悪い状態を予防することが必要である。

また、住み慣れた地域で人生の最後まで暮らしていくためには何が必要か。国民の2人に1人ががんになり、3人に1人ががんで亡くなることを考えれば、当然オピオイドや麻薬、あるいは輸液の安定供給とともに、薬学的な立場からのアセスメントを含めた医師、看護師との連携が必要になるだろう。場合によっては一定のプロトコールに従って薬剤師が主体的に管理をしていかないと、患者さんが安心して在宅で療養することができなくなる可能性もある、といったことが見えてくる。

では何を勉強したら良いか。例えば患者さんのアセスメントをするためにはバイタルサインを理解し活用する必要がある。それに伴うフィジカルアセスメントのスキルや解釈するための考え方や薬学的知識などが要るだろう。付随的には、患者さんから聞き出すためのコミュニケーションスキル、ICT時代を踏まえた医師や看護師に情報を伝えていくための様々なスキル。例えば、リテラシーとはいわないが、時間と空間のギャップを乗り越えさせてくれるICTの利点を使った情報共有のためのスキルも必要であろう。

ところで、そういったスキルや知識の話をするとき、薬剤師の「NG質問」というのがあると考えている。薬剤師さん向けの講演会が終わった後など、「これから薬剤師は在宅に行かなければならない。在宅で活躍するためにはどういう知識、技術を学べばいいでしょうか」という質問を受けることが多い。講師の私に配慮した質問であり、しかも自分（薬剤師）としては、やる気があって、次に何を勉強すればいいか悩んでいるということだ。

こういう質問に対しては、「それはずるい」と申し上げている。何がずるいかというと、「自分はポジティブな人間でやる気はたくさんある。是非ご教授ください」とアピールしながら、「私はまだそのための知識と技術がないのでできない」という、意識的か、無意識的かはわからないが、やらない言い訳を作ってしまっている。そうなると永遠に動けない。何かを始めるには、どこかで見切り発車するしかない。走りながら体裁を整えるということもできるのだし、まずは自分で行くことが大事である。そして現場で患者さんを見て、いろいろやってみれば「ああ、これは！」という答えも見つかるだろう。まずは、目の前の患者さんに対してアクションを起こすことが大切だ。

日本薬剤師会によると、在宅を始めるときにはいくつかのパターンがあって、医師からの訪問指示、ケアマネージャーからの依頼、あるいは薬剤師から発することもある。しかし多くの薬剤師が、「ケアマネさんからの依頼も医師からの指示もないのでできません」と言う。「薬剤師主導というのもあるでしょ」と返せば、「うちの薬局にはそういう人はいません」と言うが、考えてみてほしい。薬局に歩いて来れない人が在宅の対象なのであり、来る人の中に対象者がいないのは当然である。

私は、「以前は歩いて来ていた人が来れない。ならば行ってあげる」というのが本来の在宅の始まりではないかと思う。「だって、これまで10年間通ってきてくれた僕の患者さんなんだもの」という思いが大切であろう。それは南国病院の川添哲嗣先生が言う「マイ患者さん」に通じる。これはNHKの番組で川添先生が話していたことだが、そういう思いから行われる在宅と、いわゆる薬剤師主導型の在宅で「よし、在宅を提案するぞ！」というのとはちょっと違うということだ。

しかも、面白いのは、講演の質疑のなかで「薬を持って行ったら、患者さんにはそこに薬置いて帰ってと言われ、なかなか家に上げてもらえない。どうしたらいいのでしょう」という問いに対し川添先生は「簡単ですよ。玄関で靴を脱ぐんです」と言われた(笑)。

さらに、「『かくかくしかじかで、居宅療養管理指導料1回いくらを頂きます』と言うと、『いや、払いません。薬を持って来てくれればいいですよ』と言われてしまい、点数が取れない。どうしたらいいのでしょう」という問いに対しては、まずは一通りすべきことをやって、2回目に行くときに「これ（薬剤師による管理）意外に良いでしょ」「良い！」「これは1回○○円かかるけどどうします?」「来て欲しい」と言ってもらって初めて契約ができると話していた。これは極めて実践的な話だと思う。

在宅に取り組みたいと考えている薬剤師さんと話していると、「居宅療養管理指導料が取れないので始められません」とか「契約の仕方がわかりません」「そういう勉強をしてません」とか、やらない理由を並べて、「だから今日も今までの仕事をするんです！」という方が多い気がする。何か新しいことに取り組むときに、メンタリティーのこともあるかもしれないが、あらゆる状況を想定して、それを頭の中でシミュレーションしないと動けないというのが薬剤師ではないかと思う。最も困難な事例をクリアできるということが想定されないと一歩目が動けないというのはサイエンティストとしては正しい。しかし医師は「いけそうかな」というところでとりあえず動く。なぜかというと「この患者さんを救うには、こうせざるを得ないじゃないか」という思いがあるからである。

一昔前のことであるが、薬剤師さんに、こうすれば在宅はできる、という話をすると、凄く複雑な顔をされた。皆、「あの先生にこんな話をしたら凄く怒られる」「あの患者さんは絶対にやらせてくれない」というような人を想定しているからだろう。そこは最困難事例であり、そこを越えなければいけないと思っていると、何も始められない。例えば、自分の担当している患者さんで、「血圧測ってくれるの？　お願いします」というおばあちゃんとか、知り合いの処方医で、「どうぞやってくれ！」という先生はいないだろうか。まず、その人から始めたらいい。ゼロを1にするという経験を積み重ねていけば、次第に困難事例がこなせるようになる。

医療というのは、理系だが極めて文系的な側面があり、科学では割り切れないことが今もある。そういうことからするとサイエンティフィックなアプローチは実はそぐわない。まずはやってみようという気概が大事なのではないだろうか。

また、薬剤師さんが、地域包括ケアの役割として望まれることを何かしたいと考えたときに躊躇するのは、「やりたいと言ったら、お医者さんに薬剤師ごときが何を言ってるんだと言われるかもしれない」、あるいは患者さんや訪問看護師さんに「あなた方がそんなことしなくても、薬さえ持って来てくれればいいんだからと言われるかもしれない」と考え、結果「一歩が踏み出せない」ということがあると思う。

ある懇親会でそういう悩みが立て続けに出たことがあった。私は「一番かわいいのは自分ですか」「○○に怒られちゃう、といっても、嫌な思いをするのは薬剤師の先生ですよね」と返した。仕事上で「アホ、ボケ、カス！」と言われたとして、理不尽であっても、あるいは納得するようなケースであっても、怒られることはどんな仕事にもある。怒られたくないから自分の仕事を曲げるというのは別の話である。疑義照会でもそうだが、救いたいのは患者さんであり、そのために自分の自尊心やプライドなんて関係ない。患者さんのためにはこうした方が良い、こうすべきだ、ということは言った方が良い。思ったことを言って、怒られはしても、自分の命までなくなることはないのだから。

2015年に、千葉県幕張メッセで開催した日本在宅薬学会学術大会で、在宅の第一例を始めることを焦点にシンポジウムを開いた。シンポジストの1人に、府中で開局している薬剤師さんがいて、面白い話を聞かせてくれた。最初、在宅について行きたいと医師に申し込んだが、何度も「来なくていい」と言われ、それでも引き下がらず、最後は医師が根負けして同行することになった。そして現場に行くと医師からは「君は凄いな!」と言われ、そこから在宅業務が一気に広がりを見せた。「それが私の第一例目です」ということだった。

そのときの私の座長としての「普通だった

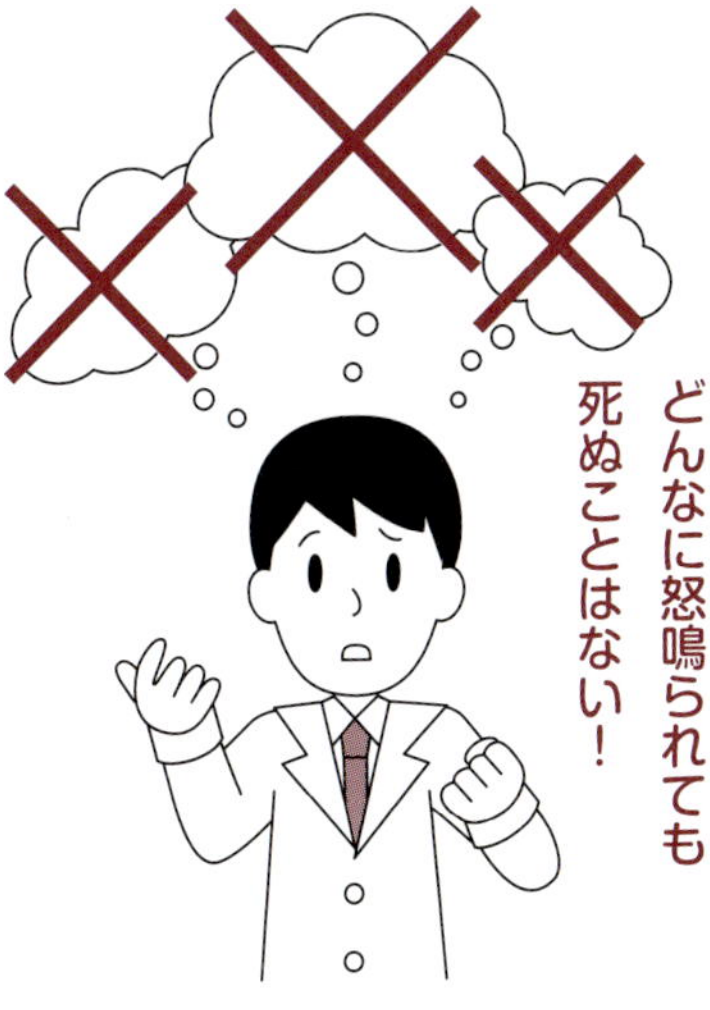

らそれだけ拒否されたら、しゅんとなってしまいませんか。なぜ食い下がったんですか」という質問に対して、その薬剤師さんは「だって、先生が死なないって言ったじゃないですか」と答えたことがあった(笑)。

2章の「できない理由を華麗に説明することの危うさ」の中でも触れたように、できない理由をあれこれ考えて自分なりに納得してしまわず、かつ、アクションを起こすときには、実際にいろいろ言われても死ぬことはない、というような割り切り方も必要だと思う。

2 リフィル処方箋と薬剤師業務、医師との関係性

在宅以外にも目の前にいくつかの課題がある。その1つは、リフィル処方箋は導入すべきか否かという課題である。経済財政諮問会議でも以前からリフィル処方箋の検討が提言され、直近では厚労省の「新たな医療の在り方を踏まえた医師・看護師等の働き方ビジョン検討会」においてもリフィル処方への対応についての提言が示されている。

リフィル処方箋の必要性ついて言及する前に、その前提について触れておきたい。

地域包括ケアシステムそのものもそうだが、地域医療ニーズは今後急速に増大することが容

易に想定される。すなわち2025年、一気に高齢者が増えて多死時代が訪れることになる。現在は年間の死亡者はおよそ100万人だが、それが160万人ほどに達する時期が来るのである。

余談だが、東京の知人のお父さんが木曜日に亡くなられたが、そのお通夜が翌週の火曜日だという。冬場は良いが夏であれば大変だったろうなと思いながら現場に行って気づいたが、これほど日にちが空いた理由は単に焼き場の順番待ちだったのだ。また、葬儀は今まで大きな葬儀会館で行われることが主流だったが、今は家族と数人の親戚が参列するのみの小さな葬儀会場が沢山できている。これらは、そういったニーズに業界が対応しようとしていることの表れではないだろうか。既に多死時代は訪れ始めており、一時的かもしれないが、そこに向けて医療ニーズは急速に高まるのである。

とはいえ、手術や内視鏡検査の必要はなく、単に薬物治療を受けたいというニーズが高まることが想定される。医師は診断し、救命することが仕事だが、生活習慣病を中心にした高齢者に対しては新たな診断をすることはあまりない。いわば高血圧、糖尿病、高脂血症をいかにコントロールするかということが医療ニーズの中心になる。

薬剤師法第25条の2によって、薬剤師による指導義務が設定されたことの意味は既に述べた。医師がきちんと処方しても、薬剤師が、患者の状況を確認して、例えば「アムロジピン○㎎では足りませんね」「効かない理由は錠数が多くて飲めないから」「種類が多いので合剤にしましょう」という具体的な対応をしなければならなくなった。

一方で、共同薬物治療管理業務（CDTM）あるいはプロトコールに基づく薬物治療管理（PBPM）も進められている。2010年（平成22年）4月の厚労省医政局長通知の中で、現行制度下において薬剤師が実施できることとして「医師・薬剤師等により事前に作成・合意されたプロトコールに基づき、専門的知見の活用を通じて、医師等と協働して実施すること」が示されているが、医師と薬剤師が事前に話をして、例えば「収縮期血圧が100㎜Hgを切ったら薬を減らす」「150㎜Hgを超す日が3日続いたら薬を増量する」という、従来より一歩踏み込んだことを実施し、一連の行為はきちんと医師に報告するといったことを薬剤師ができれば、患者さんの薬物治療はより適正に行われるはずである。

1 リフィル処方箋に反対するわけ――表の理由

リフィル処方箋の導入については医師会の多くが反対している。その理由は多少うがった見方をすれば表と裏の理由の2つある。

表の理由は「危ない」ということである。リフィル処方箋は回数券ではないので、医師として当然といえば当然の考えである。多くの医師は薬剤師が患者さんの状態を評価する人とは思っていない。もちろん、重複投与や併用禁忌など型通りにはチェックしてくれるが、基本は処方通りに薬を出す人と考えている。となると収縮期血圧が80㎜Hgを切ったのに、リフィル処方箋で「今日も前回同様20㎎飲みましょう!」というような人には任せられない。国民にとって危険すぎるからである。そのため、医師が診て判断しないといけない、ということになる。

このことは多くの医師がスイッチOTC医薬品に反対している理由と同じである。「最近、糖尿が気になるので、このSU剤が欲しい、という患者が溢れるだろう」「そんな状態で、薬剤師が患者の状態をみずに言われたままに薬が販売されれば低血糖になって死ぬ人も出てくる。到底、SU剤のスイッチ化は容認できん」となる。今の薬剤師さんの知識を考えれば、そんなことにはまずならないのだが、要は、薬剤師はお客さんに「SU剤が欲しい」と言われれば、「はい、○○円です」と言って売る人だと医師は思っている。残念ながら薬剤師自身も、自らをそう思っているケースもあるのだ。それは「薬剤師2・0」であると言えばそれまでで、「3・0」であれば患者さんのアセスメントができる。すなわち、その患者さんが最適な薬物療法が受けられるように、自分で決断し、責任を取れる人ということになる。

そのためには実際にバイタルサインをとり、フィジカルアセスメントをし、「気管支が上手く広がっていないようですが、お薬の吸入はきちんとできてますか」と、確認し評価することが重要なのである。仮に、きちんと飲めているのに効いていないのであれば、「投与量が少ない」「どこかに相互作用がある」「そもそもの診断が間違っている」と理由を探る必要がある。そのようなアセスメントのスキルがなければ、医師としてリフィル処方箋の導入は怖くてできない。このように表向きの理由は極めて綺麗に説明できる。

しかし、薬剤師にアセスメントスキルがあるとわかれば、話は全く別である。投薬後の状況もきちんとフォローし、「この1ヵ月、○○さんの調剤を担当した薬剤師です。2週間目に血圧を測定したとき、患者さんは頭が痛いとおっしゃって、血圧も160-100mmHgと高く、○○先生と交わしたプロトコール通り、アムロジピン5mgを増量しています。したがって、当初の処方とは異なり、現状で○○さんはアムロジピン5mgを2錠、朝飲んでいます。服薬後2度ほど薬局でも血圧測定していますが、今のところ順調です。次回の処方について参考になさってください」というように、報告書を付けて主治医に繋げれば、主治医は「じゃあ、アムロジピン10mgで処方しよう」となる。さらに、次に起こる可能性のある病状などを考慮して、「薬が効きすぎる場合には5mgに下げて、あるいは一旦中止して」という指示を出しておくこともできる。

患者状態をみてアセスメントし、それを薬学的に読み解いて医師が知らない文脈のことが起こっていることを医師に伝える。そういうことが今の薬剤師にはできるということを医師にわかってもらう必要がある。しかしながら、多くの薬剤師が、こういうことは今は無理という状況にある。

時に勘違いされるが、バイタルサインの測定というのは、技術的なことを覚えるのが目的ではない。血圧が下がっている、あるいは下がっていない、ということを薬剤師がアセスメントすることで、次回の処方提案時に医師に伝えるべきことが広がることになる。患者さんの立場からは「薬をくれる人」にはそこまでの相談はできないが、「体を触って診て、不安なことに答えてくれる人」には相談できる。薬剤師がまさに「困ったときにかかりつけられる人」になるのである。こうなると、リフィル処方箋導入の可能性は大いにある。現実的には分割調剤の仕組みの中で十分可能になるはずだ。

2 リフィル処方箋に反対するわけ――裏の理由

一方、裏の理由としては、「お客（患者）さんがリフィル処方箋を持って薬局に行ったら、うち（医院）のお客さんが少なくなるじゃないか。ただでさえ経営が苦しいのに」「今までは2週間処方で、月に2回来ていた。3ヵ月では6回来ていたのに、それが90日処方を出して、月に1回ずつ、薬局にリフィル処方箋を持って行ったら、うち（医院）の収入が激減するのではないか？」となる。スイッチOTC医薬品にしても同様の理由で容認できない。そういった事情への配慮が行政にもなければ実施も困難である。

しかし、医師と他の医療職種との協働実施の必要はあるだろう。以前、厚生労働省の技官による医師向けの講演の中でリフィル処方箋の話があった。その際、プロトコールに基づき薬剤師がアセスメントをして処方医に報告書を付けて患者さんを繋ぐという考え方を示したところ、その技官から「それは面白い。そういうところは薬局・薬剤師がやったらいい」との言葉が返ってきた。

それでも医師側の合意を得ようと思ったら、再診料を改定する必要があるだろう。質疑の中で、私が「患者数が3分の1になって、再診料が同じだったら、クリニックとしては黙っていられない。それはどうするんですか」と聞いたところ、「日本は患者1人当たりの面接時間と診療報酬は、欧米諸国に比べともに非常に低い。3時間待ち3分診療と言われて久しいが、ほとんど患者に会ってない」「だからそういう値段（点数）にしているが、今後3ヵ月、その患者さんにあり得ることを考える、もしくはそれに対応する、情報提供を実施するのであれば、当然コストは付ける」との返答が返ってきた。おそらく今後の診療報酬は変わっていくだろう。そうなれば医師側に反対する理由が無くなるのではないか。

振り返れば、医薬分業が始まった頃、医師側が反対する表向きの理由はいろいろあったが、裏の理由は「薬価差益が薬局に行くじゃないか」ということであった。しかし、薬価政策により薬価差益が次第に無くなっていったことから、皆手放した経緯がある。

したがって、リフィル処方箋が可能になるには、薬剤師がきちんとアセスメントをすることとともに、診療報酬、調剤報酬、さらには介護報酬の一体的な改変が必要だと考えられる。その意味では、「2018年度改定」はその節目となる、非常に示唆に富んだ改定になるかもしれない。

3 「リフィル処方箋」後の医師-薬剤師関係

先述のような要件を前提として、リフィル処方箋が導入されると、処方医と薬剤師との関係は今までとは変わってくるはずである。

その前に、まず「分業とは何か」について少し考えてみたい。私は、医師が診断と処方をして、薬剤師が内容を監査して調剤することが、医薬分業だと思ってきた。この考えは間違ってはいないとは思うが、少々疑問に思うのは、あたかも私（医師）がピッチャーで、薬剤師がバッターのような関係ではないかということである。実際、時々薬剤師が「先生、この処方危ないですよ」と疑義照会し、「ごめん、間違えてた」というようなやりとりがある。確かに医師はややこしいボール（処方）を投げていると思う。

例えば、輸液の講習会、オピオイド、がん化学療法のプロトコールの講習会など、薬剤師向けの様々な講習会には熱心に参加し、どんなボールも打ち返すようになる。しかし、このようなピッチャーとバッターの関係では、チーム医療であるにもかかわらず、お互いが敵チームになってしまう。

以前、日本薬学生連盟の交換留学プログラムを利用して、8ヵ国から5年生の薬学生が来日し、私の薬局を訪問したことがあった。そのときに私が考える新しい薬局薬剤師の姿について話したところ、フランスから来た女性の薬学生は、「フランスにおいては薬剤師にとってドクターは敵だ。ところがあなたの薬局に来たら違う」「医師と薬剤師が連携している。この理由は何なのか」と言う。

これは日本だけではなく世界的な問題かもしれない。「医師は人間なので必ず間違える。その間違いを薬剤師がチェックしないと患者さんがとんでもないことになる。だから薬剤師は腕を磨いて、医師のミスを水際で食い止める。患者のために頑張る！」というのは、完全に敵対構造と言える。

医師の世界でも、似たような構造があると思ったことがある。昔、ある麻酔科の先生に「狭間君、我々麻酔科の仕事はなぁ、外科医の横暴から患者を守ることや！」と言われ、「それじゃあ、僕らがメスを振り回しているみたいじゃないですか」としょんぼりしたことがある。外科的治療は内科的治療の限界の後に初めて訪れるもので、しかもあらゆる処置はリスクとベネフィットを天秤にかけ、ベネフィットが上回ると判断されるときに最適な術式が選択される。しかも、患者さんにそれらをご了解いただき、患者さんの決断のもとに実施しているのである。チーム医療をしているつもりが、「お前はオレの敵だ」というような人と組めるわけがない。このことはチームを組む上で非常に重要なことだと考えている。

医師と薬局（薬剤師）の関係性という意味では、私が病院勤務の時のエピソードがある。ある火曜日の夕方、手術が終わって手術室から出ると、そこには薬剤師さんが仁王立ち。「先生、今日は何曜日ですか」「火曜！　あっ、定期処方や……」。定期処方の日に私は処方を書いていなかった。時刻は既に午後5時。「ごめん」と謝ると「先生が処方を書いていないので、私、仕事できなかったじゃないですか。今日も残業です。早くおろしてください！」。私は慌てて定期処方をおろした。

そのときは本当に申し訳ないと思ったが今となっては違う。「この患者さんには先週ARB増量していますが良かったですか」「睡眠薬を変えましたけどOKですか」「浮腫で利尿剤を出しましたがもう中止で良いですか」と聞いてみたいと思う。もちろん、私も医師として判断するが、薬剤師さんにも関係あることではないか。

チーム医療とはラグビーのようなものではないだろうか。例えば、医薬分業においては、ラグビーチームという関係の中で患者さんを「ともに診ます」という人でないとチームとしての行動はとれない。現在の分業制度でも私のところに来た患者さん、いわばボールについては診断して処方し、薬剤師さんにパスしているのだ。パスされた薬剤師さんは監査して調剤し、しばらく患者さんとともに走らなければならない。この薬物治療が上手くいくかどうかのフォローアップが絶対に要る。医師から薬局に処方箋が行っているのではなく、病気と処方箋を持った患者さんが薬局に行っているのである。

例えば、今はスタチンを出すときには情報提供義務がある。とはいえ、「今日はコレステロールの薬が出ています。1日1錠です。ただ、この薬には横紋筋融解症という副作用があるので、どうぞお気を付け下さい」と薬剤師に言われたら、「えぇ〜」となって患者さんは薬を飲まない。そのうち処方医に飲んでないことがばれて、「なんで飲んでないの」「薬局で筋肉が溶けると言われたので飲みません」「あいつめ！　二度と説明するな！」となるのである。

しかし、そのときに「良い処方が出ていますが、1つだけ注意があるので、1週間後にご自宅に電話してもいいですか」と患者さんにお伝えして、1週間後に「ふくらはぎが痛い、腰が痛い、おしっこの色が赤いということはございませんか」「ありません」「そうですか。じゃあ良かった。良い薬なのできちんと飲みましょう」とフォローする。1週間目の状態が良好であればその後もしばらく大丈夫だということで、処方医に状況を説明した上で「引き続きよろしくお願いします」というやりとりができる。これはとても大事なことである。その意味で、医師と薬剤師（薬局）の関係性は変わらなければならない。

OTC医薬品でも同じことが言える。この場合は初めにボール（患者さん）が薬剤師のところに来るが、今の薬剤師はオールパスしているのではないだろうか。「お腹痛いのですね。それは先生のところに行って」「……でしたら、先生のところへ行って」と全部パスしている。これでは最後、薬剤師自身が〝パス〟されてしまうかもしれない。

薬局に胃の調子が悪いといってH_2ブロッカーを買い求めに来たお客さんがいたとする。薬を売って1週間後に「効きましたか」と確認し、患者さんが「効きました」と答えれば、それはゴールと言える。ところが「効きません」となれば、「ご飯は食べられていますか」「体重は減っていませんか」「お通じは黒くないですか」など必要な質問をすべきであろう。もし患者さんが「3キロ減りました」などと答えれば、そこで初めて「それは良くない。お医者さんを紹介しましょうか」と、医師に繋げるべきである。

その際、例えば「ファモチジンを1週間飲まれましたが、全く良くならない心窩部不快感です。過去5年にわたり胃カメラの検査はされていないそうです。先生、一度、診ていただけますか」と伝えれば、「一回、胃カメラで診てみようか」ということになる。その結果として何か見つかれば、医師は患者さんに「あなた、良い薬局にかかっているね」と言うだろう。しかし、今はそのようなやりとりはなされていない。

薬剤師が医師との良い関係性を築く上では、薬剤師はＯＴＣ医薬品とともにボール（患者さん）を抱えて走って、トリアージュをし、次にパスするといった関係にあるべきで、リフィル処方箋もその一環だと思う。

3 共同薬物治療管理の可能性と必要なスキル

その意味では共同薬物治療管理も、同様に医師と薬剤師との関係性によるところが大きいが、いずれにしても実現する可能性は十分にある。

1 第一段階は医師負担の軽減

その背景には3章でも触れたように、今後、急増する医療ニーズに、急増しない医師で支えるには、各医療職種が今までとは働き方を変えなければならないという問題がある。2017年(平成29年)4月6日に厚生労働省の「新たな医療の在り方を踏まえた医師・看護師等の働き方ビジョン検討会」が報告書を公表した。その報告書の中で「タスク・シフティング」「タスク・シェアリング」という考え方が示されている。要するに、医師でなくてもできる仕事は、周辺の医療スタッフに移管するということである。

医師よりも、薬剤師や看護師が行うとアウトカムが良いという事例があることは間違いないが、私はまず、第一段階として医師と同等の結果が出せることについてタスクシフトすれば良いと考えている。なお、タスクシフトの話は内閣府など国の方針として動いているので、必ず進むはずである。

さて、共同薬物治療管理とはプロトコールに基づき薬剤師が主体的に患者さんの薬物療法を進めることだが、一部に「疑義照会しなくても、お待たせせずに（薬が）出せるから良かった」という話を聞く。それも大事ではあるが、最も重要なことは薬剤師が薬学的アセスメントを行い、医師へ報告・提言し、処方がより適正化されることである。

第一段階としては医師の負担を軽減し、空いた時間に医師しかできない仕事をするということである。例えば、私は以前、在宅療養支援診療所で働いていた。一番忙しかったときは担当患者数が２００人を超えていた。その当時、１５０人を超えた頃から、「誰だっけ」「山田さんです」「どんな人だっけ」と、患者さんの顔と名前と病歴とが一致しなくなっていった。

私は3施設で在宅患者さんを診ていたが、施設毎に1人の薬剤師さんが付いていて、私が月に2回訪問診療する際に、薬剤師さんが同行していたが、それに加え2回、トータルで月４回訪問し始めた。薬剤師さんはそれぞれ70人の患者さんに月に4回会うようになった。そうなると私より患者さんのことに詳しくなってくる。私が「この人、どうだっけ」と聞けば「先生、先週かくかくしかじかで利尿剤を出しました」「そうだったね」と私も思い出す。

さらに「(この患者さんは)同じ処方の継続でいいかな」と相談すると、「先週訪問したのですが、血圧も下がり、体重も減って……。なので、もういいんじゃないですか」。そこで自分で診て「ほんまや、要らんな」という判断を出す。1人では200人の患者さんに対応できないので、収縮期血圧が100㎜Hgを超えたなどちょっとした揺らぎなどへの日常的な対応は、その3人の薬剤師さんに主体的にみてもらった。急速な血圧上昇などが起きれば、私が直接診て対処した。その当時は、いわゆるプロトコールは作成していなかったが、そのようにして薬剤師さんと組んで在宅患者さんに対応していた。

「急増する医療ニーズに、急増しない医師」で、しかも質を落とさずに支えるためには、医師は他の医療スタッフと新たな連携を組んで行う必要がある。薬剤師との関係に限れば、2010年(平成22年)4月の厚労省医政局長通知で示された内容は非常にマッチしていると思う。

それをすると実は医師との信頼関係が確立されていく。よく「三師会の飲みニケーションが大事」というが、それだけでは限界があると思う。やはり、まず仕事、職場で盛り上がって、飲み屋で親しくなるのであって、その逆に飲みに行って顔と名前を覚えてもらって、というのでは限界がある。

また、「対物から対人へ」というが、医師も看護師も「対人業務の人」であって、そこに

「対物業務の人」が来ても、本当のチームは組めない。しかも、「早く投げてください。どんな球でも打ち返しますから」ではなおさら無理であろう。さらに打ち返すのも自動なら、「もう、ええわ〜」となってしまう。

共同薬物治療管理のためにはアセスメントして、フォローアップし、もし処方変更があれば、その後の状態をみて、その患者さんにとってベストか否かを判断し、処方医に対して「次は、こうしたらどうですか」ときちんと説明できることが必要である。

2 責任を取る、腹を括る、とは

薬剤師には、実は自分（薬剤師）が提案したことが治療に反映されることを非常に怖がる傾向があるように思う。責任を問われるからだ。以前、ある薬剤師会の幹部の方と話したとき、「先生が来られてから、僕らの業界は大変になりました」と言われた。「なぜですか」と聞くと、「僕らは、お医者さんの処方箋をいただき、中身をチェックし、きちんと疑義照会する。それが済んだ後は、早く正しく作って、説明すれば終わり。そういう気楽な職業だったはず」「ところが今や血圧を測り、脈拍をとる。そして上手くいってなかったら僕らのところまで責任が問われる。あぁ〜めんどくさい。僕らが責任を取るのは、正しく払い出すところまでだったはず。いつからこの業界は、こんなにややこしくなったのでしょう。先生は、この業界がこれだけややこしくなった責任をどう取るつもりですか(笑)」と言われたことがあった。冗談半分ではあったが、責任のない仕事なんて、この世界にあるはずもない。

実際に責任を果たすには、腹の括り方が大事である。薬剤師が「3・0」世代になるということは、そういうことでもある。しかし、振り返れば昔の「1・0」の人々は、腹を括って責任を果たしていたと思う。

小学4年生の頃、母から「あんた、買い物に行って」と言われたことがある。少し面倒くさくて渋る私に、「市場に行ったらお客さんに会うの。お客さんとは会ったときが勝負。『どうやった?』と聞く。『効いた』と言えば、『良かったね。旦那さんも連れておいで』と言わないとお客さんなんて増えないのよ」。続けて「問題は『全然効かんかった。お金を返して欲しいくらい』と言われたら、『あれで効かなかったら、まだまだ2の矢、3の矢があるから、次はタダであげるから、とにかくお店に来て』と言わないとお客さんは逃げていっちゃう。売った後に会ったときが勝負。丁丁発止。だけど今日はその元気がない」と言われて妙に納得したことがある。そこには全部自分(薬剤師)が決め、お客さんから全額自費でもらっていたから、「私には責任がある」という意味があったのだと思う。

今の調剤薬局では「これを出せと決めたのは、あの先生ですよ」「この金額いただいているのは、レセコンがいっているから」「間違って渡すことはしない、間違った説明もしないけど……」という中であっても、経済的には上手くいったので、それが自分の仕事だと思った。そこに、「責任とれ」と言われると「いや、困る」ということなのではないか。

3 責任も「対物から対人へ」

最近のことだが、私がある大学で薬学部の4年生を教えているとき、なぜ薬学に来たのかというアンケートをとったことがある。女子学生の1人は、「お母さんが薬剤師で、調剤薬局でパートで働いています。あなたも薬剤師になりなさいと言われ薬学部に入りました」と言う。そのお母さんは「就職良いよ。給料良い。責任ないよ」と言って勧めたそうである。私は「最初の2つは親心としてわかる」と言うと、女子学生は同意したが、「3つめは微妙なんです」と言う。「なぜ」と聞くと「私は結構難しい勉強をしていると思うんです。ここまでやって、責任ない仕事というのは微妙すぎる。責任ある仕事がしたい」と言うのだ。それはその通りで、現実に、薬剤師法第25条の2でも、説明し指導しなければ義務違反が問われることになっている。

例えば、患者さんが大出血し、結果的に死亡したとすると「誰が最後に処方したのか」。「君はワーファリンを5mgも処方したが、大出血の可能性を考え、もっと適切に指導すべきではなかったのか」と、医師は指導義務違反が問われることが多い。

薬剤師の場合も、「君は0・5mgの処方に対しなぜ5mgも出したのか」というケースに対しては対物責任を問われた。しかし、今は「医師の処方も5mg、あなたも5mgのまま出した」というケースでも「患者さんに『鼻血は出てないですか、青あざは出ませんか』と聞く、あるいは他の薬剤併用による副作用が出ていないかなど、もっと注意、指導すべきではなかったのか。それがなかったのではないか」と指摘されるのである。

少々話が逸れるが、ある医療訴訟専門の弁護士と次のような会話をした。「先生、最近は処方医なんか訴えないんです」「えぇ〜、なんでですか」「処方医なんか訴えてもたかが知れてるじゃないですか。彼らはサラリーマンか、個人事業主です。それより薬局を訴えるんですよ」「薬剤師さんですか」「いや、使用者責任を社長に問うんです。出てくるお金が違います」「世知辛い……」(笑)。これまでは薬剤師法第25条に〝2〟がなく、情報提供義務だけだったが、今は説明義務が問われることになった。そのようなことも医療訴訟の変化の背景にあるのかもしれない。

例えば、収縮期血圧が80㎜Hgを切ってフラフラの人に「今日も○○を20㎎飲もう」という薬剤師はいないはずである。それをいちいち医師に確認してからでないとできないのでは、患者さんのためにはならない。そこでプロトコールを決め、それに従う事例は、薬剤師が対処しても問題ないというのが共同薬物治療のあり方であろう。したがって、もっと患者状態を理解、把握して、対応しなければならない。そして最後は腹を括る。それがないと「次世代型薬剤師」にはなれない。

このような話をすると「先生のおっしゃる通り、今まで私たちは何の責任も果たしていない。これから責任を果たすよう頑張ります」と謙虚な方もいるが、実際には対物の責任は果たしている。

例えば、講演を聞いている最中、「社長、いま後輩から電話があって、ワーファリンの量を0・5㎎なのに5・0㎎渡してしまったそうです。どうしましょう」と夜の9時半頃に社員から電話がかかってきたとする。そうなったらすぐに薬局に戻って、患者さんに電話し、10時半でも11時でも「後で始末書でも何でも書きます。とにかく、薬を替えに行かせて欲しい」となるはず。スーパーでパンを1個入れ間違えたのとはわけが違うのである。

薬剤師の特性として、物に対し非常に厳しい管理の仕方、責任感を持っていることが挙げられる。講演会などでも「いままでの物に対する責任感を、ちょっと人にシフトして欲しい」ということを伝えているが、それは決して難しいことではなく、昔（薬局1・0）から行っていたことのリバイバルという見方もできる。

そもそも免許というのは、普通の人がやってはいけないことを、この勉強をし、試験に通った人に免じて許すものであり、免許を持つ人は普通の人が取らない責任を取らなければならない。その代わり、普通の人にない報酬や社会的地位が与えられるとも言える。「責任は果たさないが社会的地位、認知度は欲しい」では、明らかにおかしいと思うのが一般的であろう。

4 未病・予防対策と薬剤師

学生時代、内科の先生に「狭間君、糖尿病は何が困る」「血糖が高くて何が困る」と問われた。そのときは「糖尿病の症状は、口渇、多飲、多尿、疲労感です」と答えた。すると「糖尿で困るのは口が渇くからか」「おしっこが近いからか」「疲れやすいのが問題か」とたたみかけられ、最後には「きちんと勉強しておきなさい」と言われた。

要は、高血糖状態が意味も無く持続することにより、全身の動脈硬化が一気に進み、その人の生命予後が脅かされることになる。高血圧も同様で、収縮期血圧160、170㎜Hgがずっと続くことの圧負荷により細い血管が潰れ、詰まりやすくなり、心筋梗塞、脳梗塞につながる。だから困るわけだが、その前段階として、メタボリックシンドローム状態がある。ちなみに、私の学生時代には、シンドロームXと呼ばれていた。

その後、高血圧、糖尿病、高脂血症ともにおおもとは内臓脂肪の蓄積にあることが明らかになり、それを避けるためには食事と運動を中心とした生活習慣の指導が重要だということが明らかになった。理由はわかっているものの、現実の予防対策はあまり上手くいっていない。苦痛から逃れるために人は初めて動くとすれば、「このままだと大変ですよ」と言われても、「今日は呑もう」となってしまいがちである。

しかし以前、私が呼吸器外科医をしていたとき、明らかにタバコが原因による悲惨な状態に陥った患者さんを診ていたので、喫煙者を診ると「タバコは止めましょう！」と、どうしても言葉に熱がこもってしまう。あるとき、奥さんに伴われてある患者さんが受診し、「先生、うちの主人がタバコ止めました。絶対に止めなかったのに、先生に言われて止めたんです。そのお礼に来ました」「ところでなぜ止めたんですか」「先生があんまり言うので」ということだった。あまりにも真に迫って言われると止めるのかもしれない。

1　ゴルフの飛距離を相談されても

薬剤師はいろんな患者さんをみているので、未病・予防対策で果たせる役割は非常に多い。ある日の診察室での患者さんと会話だが、「先生、来週コンペでね。ゴルフの飛距離を伸ばしたいねん。何か、ええ薬ないかぁ」「あるか～」(笑)。また、ある日は「血糖値が高く、コレステロール値が上がっている。先生、このまま行ったら高脂血症になるわ。何か、ええ薬ないかぁ」「うーん。高くなったらお薬出してあげます」(笑)。

医師の立場で、高脂血症と診断した患者さんに出す薬はあっても、なりたくないという患者さんに出す薬はない。それが医療保険制度であり、基本的に予防対策はできない。しかし、「おじいちゃんも親父も高血圧で、僕も心配で。何か対策はありませんか」と相談されて、「食習慣、生活習慣が〝遺伝〟するから、結果的に高血圧の家系、がん家系というものがある。だとするとタバコは止めましょう。○○しましょう」と指導ができるのは、実は薬剤師ではないだろうか。結果的に、「ちょっと血圧が気になる人に!」というようなサプリメントが売れたりもする。

サプリメント市場は、今1兆円か2兆円ほどあるそうだが、ほとんどは通販で販売されている。そのこと自体は悪くないが、そもそもサプリメントを「くすり」だと思っている消費者が少なくないというのは問題である。サプリメントと医薬品との相互作用問題もある。薬剤師は薬の専門職なのだから、「セントジョーンズワートと抗うつ薬は併用しないように」「ワーファリンを飲んでいるときには青汁系は避けましょう」など注意しないと、そのまま飲んでしまうことになる。ところが店頭で、「大豆エキスが欲しい」「はいこれです。1日3粒まで飲んでください」と言って売っているからネットで買われてしまうのではないか。

私の母親が若かった頃、薬局で結構売れていたのが滋養強壮剤・精力剤だった。男の人に相談したい人がいる一方で、それなりの年代の女の人（薬剤師）に相談したい人も多く、それなりに高額な精力剤が売れていた。多少の下ネタにも対応できるような若い薬剤師さんが人気があったようである(笑)。

お客さんの心理としては、単に精力剤が欲しいというだけでなく、自分なりに達成したいことがあって、それをクリアするためということでもあった。1章で消毒薬を買いに来た人にニンニクエキス製剤を売ったという薬剤師さんの武勇伝（?!）のことを述べたが、膝を擦り剥いたからとお医者さんのところに行っても、人によってはそもそもの解決策にはならない。

2 生活習慣改善とソリューション提供

高血圧の患者さんの「この薬、一生続けなければならないんですか。もう一回、薬のない生活に戻りたい」との訴えに対し、私は「これはシーソーだから。左に食べ過ぎ、飲み過ぎ、太り過ぎがあって血圧が上がっているから、右に薬を足して戻している」「もし太り過ぎ、飲み過ぎを止めれば、薬もなくなる可能性はあるよ」などと説明する。

「なるほど。じゃあ痩せるためにはどうすれば……」という生活レベルの話になると、私たち（医師）が対応するのは無理で、薬局で生活習慣指導をしてもらえれば良いと思う。患者さんの状態を知って、どういうことが体の中で起こっていて、だから今「これ」が必要だというような、解決のため仮説も含め対応できるのである。そのなかで痩せる必要があるなら「基礎代謝を上げるのに『カプサイシン』がいいですよ」などと、必要なソリューションを思い浮かべてわかりやすく総合的な説明ができるというのが、薬剤師職能の1つではないだろうか。当然ながら、医療用医薬品との飲み合わせ、相互作用をチェックし、相互作用が起こったときの対応についても指導ができるはずである。

私が凄いなと思った事例がある。2002～2003年頃、ストレスのせいかひどいアトピー性皮膚炎に悩まされた時期がある。当時、大阪大学病院にいたが、皮膚科の先生に「治りません」と告げられた。「こんな皮膚病が治らないとはどういうことか」と思った。大阪大学病院皮膚科で「治らない」と言われたことのショックは大きかった。そのとき、母親の漢方のお師匠さんを訪ねて倉敷まで行ったところ、お師匠さんは「先生、治る！」と断言。「先生みたいな人は、治してもっと活躍せんと」と励まされた。

当時の私は患者さんに対し「治らない」「治らない」と言い続けていた。それは消化器外科の研修を受けているときに、指導医から「がんはsystem diseaseで、リンパ管、血管滲出もあれば、そこから全身に飛ぶ。ＣＴでは腫瘍が映らなくても、解像度の問題で見えないだけということがある。それで手術したら一気に花開いて、ステージ1と思っていたものが4かもしれない。そういう人に治りますと言って、死んだら訴えられるぞ」「死ぬ、死ぬと言って、生き延びれば感謝される。だから、狭間君、たとえステージ1でも最初に死ぬ、と言え」と教えられたからである。これはある意味では極めて実践的で、本当に役立つアドバイスであった。ところが自分自身、医者に「もうダメです」と言われたわけで、それだけに辛かったことをよく覚えている。患者さんに「治りますよ」と言ってあげることは、非常に大事なことなのである。

3 活かされるファジーな対応

私の母が、あるがんの患者さんに生薬の牛黄を売っているのを聞くともなく聞いていたことがある。そのときのセールストークが凄かった。「○○さん、この薬は苦しまずに死ねます」と、死ぬことが前提で話している。ところが、しばらくして患者さんの奥さんが、なぜかお礼を持って来られた。「それまで何も口にしなかったうちの旦那が、あの薬を飲んだ後のある朝、『ちょっと、トースト食べたい』と言ったんです。実は、トーストとコーヒーが大好きだったのですが、病気になってからは『要らん！』と言われてました。それなのに『食べたい』と言われて、いそいそと作って食べさせました。一口食べて『あぁ〜おいしい』と言って死にました。もう私に悔いはない。あの薬のおかげです」とお話しになったのである。

終末期におけるＱＯＤ（Quality of Death：死の質）とまでは言わないが、それ以上苦しまないようにする、あるいは死は受け容れているが、その前に何かの楽しい一時を過ごすというファジーなことを医師はなかなかできない。なぜ死ぬかという理由を全部説明するが、「治りますよ」とか、いい加減なことを言って治らなかったり死んだりすれば、判断ミスや医療ミスがあったのではないかとされてしまう。一方の薬局は少しファジーなことがあっても許される。そもそも生きる・死ぬはファジーだらけであり、それを通り一遍に説明、対応されれば患者さんも家族もとても辛い思いをすることもある。だから、未病や予防という「医療」以外のところも、薬剤師さんが担当すべきだと考えている。

健康寿命の延伸においても同じことが言える。本人が何かやりがいを持てば、外に出られるかもしれない。それを支えることができるのが薬局ではないだろうか。NBM（Narrative Based Medicine）、Holistic careという言葉があるが、患者さんの文脈や家族構成などを総合的に考えながら、その患者さんのために何ができるかを考えられるのは、薬局ではないだろうか。

そこでは機能性食品の位置づけは非常に重要である。サプリメントは玉石混淆と言われるが、私に言わせればほとんどが石でしかない。その目利きをできるのは薬剤師である。薬剤師は薬学教育のなかで医薬品の製造過程を学んでいる。フェーズⅠ、Ⅱ、Ⅲ、Ⅳとあるが、それを全部クリアしていれば医薬品になる。サプリメントのなかには、クリニカルなデータはなくても、動物実験を通じて、同様の流れはあり得る。または*in vitro*では実験結果をもとに、おそらくがん発現を抑制する可能性があるなど、予防や未病に関わるエビデンスを多少なりとも追求できる。それに対応しているメーカーとイメージパンフレットだけのメーカーとでは、言わずもがなであり、その辺りの目利きができるのは薬剤師ではないだろうか。したがって、未病・予防対策においては、そのような物を適切に扱える薬剤師職能という部分が大事なポイントとなる。

5 薬剤師の本質的業務とは

実は、私たちの薬局で在宅業務が急増した時期があった。次世代型薬局（薬局3・0）にステップアップしようと頑張っていたが、それがもとで薬剤師さんが全員倒れてしまった。それまでに薬局業務の見える化はしていたが、在宅業務については見えていなかったのだ。

薬局では、1日にたとえ100人の患者さんが来たとしても、患者さんが帰ればその日の業務は終わるが、在宅というのは、業務がずっと続く。例えば、薬が予定どおり届いていなかったことが急に判明すると大変なので、そのための準備は先へ先へと、どんどん前倒しになっていく。もう、一年分も作りますというような話になってしまった(笑)。その結果、薬剤師が夜、帰れなくなってしまった。

そこで2013年頃、在宅業務全体の見える化を進めるとともに、非薬剤師業務を明確化した。それまでアシスタントと呼んでいた人をパートナーと改め、常勤雇用し、ある程度、社内でシステマティックに動かすようにした。すると薬剤師の労務環境は改善し、在宅患者さんのところへ薬剤師が行けるようになった。その結果、患者さんをみて、アセスメントし、判断、提案する、といった薬剤師3・0の仕事ができるようになった。

そこで早速制度化しようと考えて、役所に相談に行ったが、時期尚早ではないかとの示唆をいただき、社内で粛々と進めてきた。そのなかでパートナーのキャリアパスを創った。これを創ったのが中途採用の薬剤師でMBAホルダーの方だ。MBA的なアプローチで、パートナーをP1、P2、P3と段階別に区分し、それぞれ任せられる仕事を決めた。ちなみに、現状ではまだ私たちの薬局にP3のパートナーさんはいない。しかし、少なくとも周辺業務ができる人、薬を触れる人という段階までは来た。

そういう経験も踏まえ、2017年4月、日本在宅薬学会で「パートナーシンポジウム」と題する、非薬剤師業務を考えるセッションを開催した。定員80名だったが、最終的には320人の参加者があった。これは誤解されやすいテーマだとは思ってはいたが、案の定「薬剤師は非薬剤師にやらせて、判子だけ押すのか」というような話も出た。もちろん、そういう内容ではなかったが。

注目度が高く、かつ目的と手段が混同されやすいので、ここで改めて手段と目的との違いをはっきりさせておきたい。

1 業務シフトには新たな制度が必要

薬剤師業務は対物から対人へシフトすべきと言われている。今までの仕事へのアドオンではない。実のところ、対物業務で手一杯なところに、対人業務をアドオンしたら薬剤師全員が辞めたというのが、私の薬局での苦い経験であった。たとえ若干でも業務をシフトするとなると、従来の対物業務は誰がするのかということになる。もちろん、機械化、ＩＣＴ化で業務の生産性を上げ、その分、薬剤師が今まで以上の仕事ができるとしても限界がある。したがって、薬剤師業務が対人業務へシフトするには新たな制度が必要である。

新たな制度とはつまり、非薬剤師に業務の一部を任せるということである。しかし、その目的は「人材不足の解消」「人件費の抑制」「経営効率化」ではない。とはいえ、目的と手段とが混同されがちで、近年で言えば、薬剤師のフィジカルアセスメントが好例であろう。

フィジカルアセスメントをするのは、「薬剤師職能の拡大」「スキルアップ」「差別化戦略」が目的ではない。結果としてそうなることはあるかもしれないが、薬剤師がバイタルサインを測定するのは、「服薬後の効果発現」「副作用の有無の確認」のための手段でしかない。

そもそも私がパートナー制度の構築を進めてきたのは、元厚生労働省老健局長の宮島俊彦さんが引退されたときの会話がきっかけになっている。医薬分業の元々の目的は薬害根絶と多剤

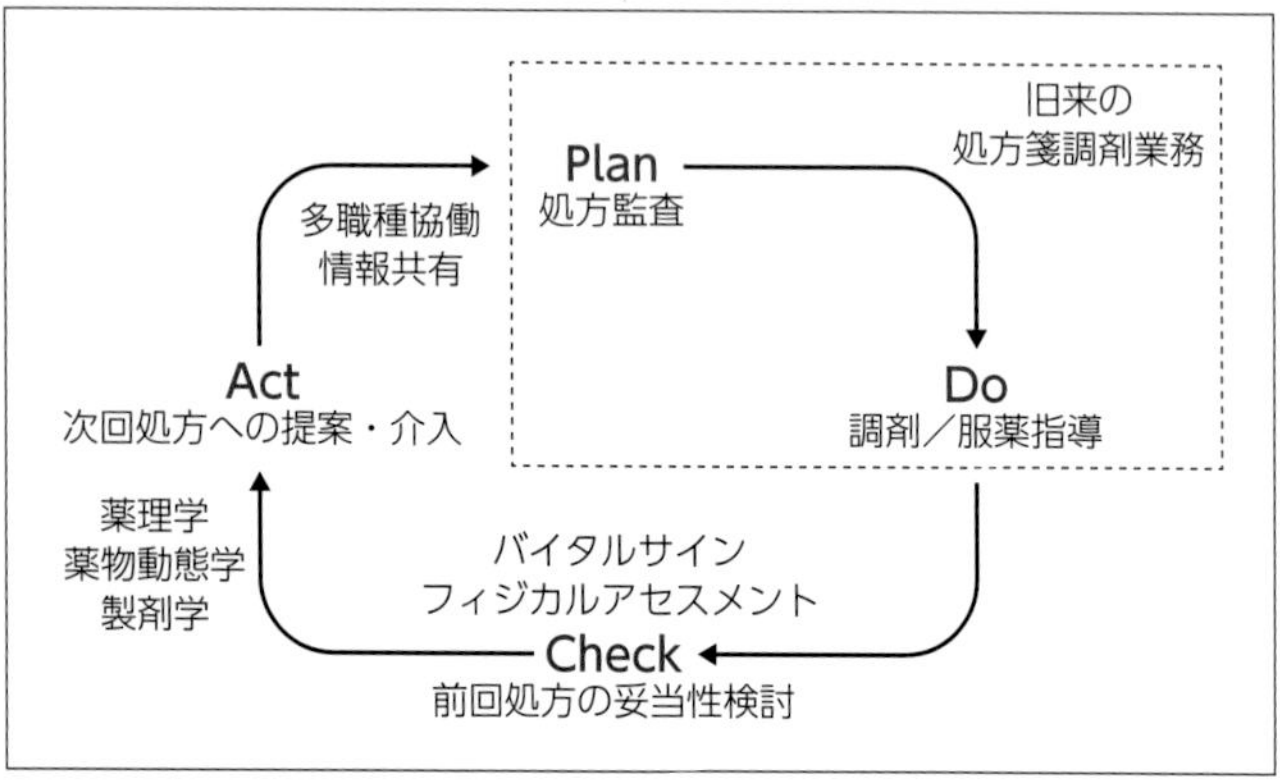

図7　これからの処方箋調剤業務

併用回避だったがはずが、一切変わっていない。現在も薬は使われ過ぎて、有害事象も起こっている。実際に口渇、パーキンソニズム、認知機能低下は薬によって引き起こされている場合が多く、残薬の問題もある。薬剤師が関わっていながら、薬の適正化がそれほど進んでいないとも言える。

Plan（処方監査）、Do（調剤／服薬指導）、Check（前回処方の妥当性検討）、Act（次回処方への提案・介入）という薬剤師のPDCAサイクルの中に、これまで調剤業務は入っていたが、薬学という学問が入っていなかった。従来の調剤を機械化もしくは非薬剤師が担うことで、薬剤師が薬理学、薬物動態学、製剤学など薬学的チェック業務に注力できることになる（図7）。例えば高血圧患者において、血圧が下がれば動脈硬化の進展が予防でき、梗塞など

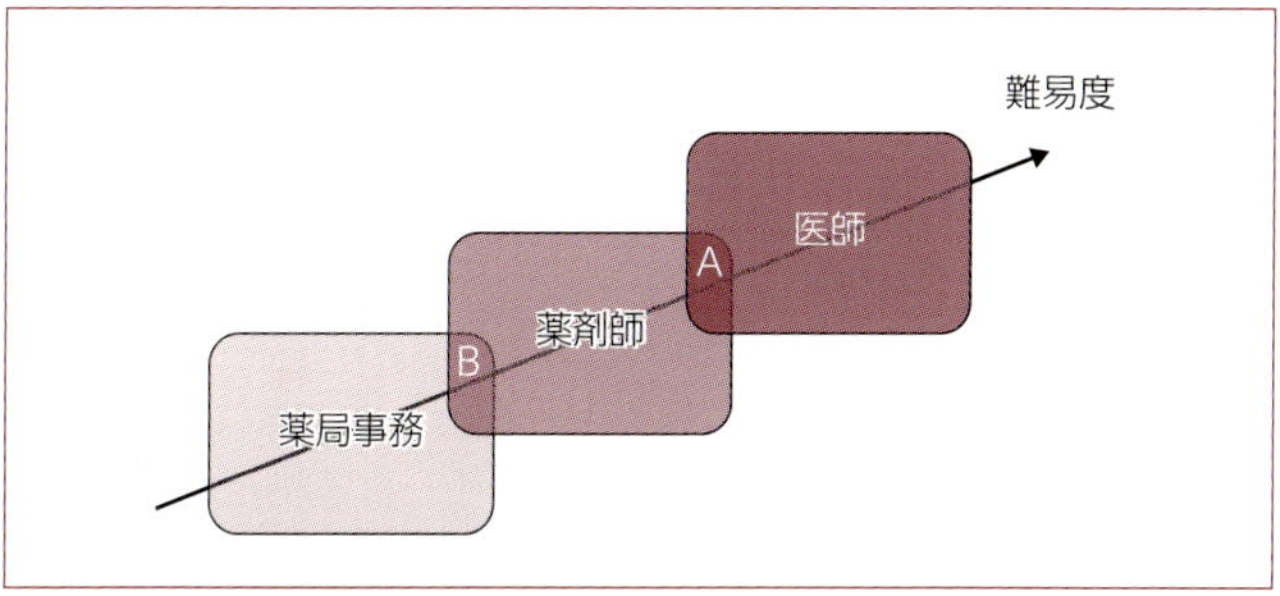

図8　薬剤師の職能拡大のピットフォール

各種血管の障害が起こりにくくなる。もし、下がらないときに、その理由は薬が飲めていないためだということがわかるようになれば、それは私（医師）にとっては新しい戦略につながると認識している。

薬を飲んだ後のフォローアップ（図8　Aの部分）は、今まで医師の仕事だったが、薬剤師法第25条の2で義務になったので薬剤師がしなければならない。忙しいなかで、その仕事を足した。しかし、その仕事はしたいと言うので、他に非薬剤師でできる仕事として、検品や発注など（図8　Bの部分）を挙げたが「伝統的に薬剤師がやっている。やめられません」との返答。「AもBもやめないのでは、君が倒れてしまう。どうする？」「ハザマを辞めます」「……。」(笑)。かつ、AとBをする薬剤師の残業代が凄いことになり、基本給の1・3倍とか持って行く人も出てきた。そういった薬剤師は、収入は増えたものの、既に過労状態であり、長続きするはずもなかった。最終的に、全員辞めてしまった。

2 本質的業務と非薬剤師業務との関係

私は、「薬剤師3・0」、「薬局3・0」になるには、各薬局内で①在宅業務の見える化、②機械化・ICT化、③薬剤師と非薬剤師の連携強化、の3つを解決することが必要になると考えている。

在宅業務の見える化では、26項目130行程があるということがわかった。このなかで薬剤師は服薬指導をするなどコア業務のほか、多職種とのせめぎ合いの業務も含め、全て見える化できた。それによって「ここまですれば薬剤師としての仕事は終わる」ということがわかる。今日は帰れる（あるいは帰れない）ということがはっきりした。機械導入のコストは決して安くはないが、パフォーマンスは高いため、様々な行程の機械化を進めた。

次に、パートナーにまずどういう仕事をさせたかというと、誰にでもできる仕事、つまり、どう考えても薬剤師免許が不要な業務である。例えば在宅であれば、契約業務、ジェネリックの移行確認、何をジェネリックに替えたら良いのかという薬剤師への文書提案など、薬剤師免許がなくても良いと言える業務は非常に多い。いきなりテクニシャン論議を持ち出す方がいるが、まず薬剤師業務を整理するといくらでも任せられる補助的業務というものはある。

外国では見られる調剤テクニシャンという職種は、日本にはそぐわないと考えている。まずは、周辺業務を任せ薬剤師の負担を軽減することを考える。合わせて、機械化を上手く進めることも大事である。これは、これまでの病院の薬剤部での取り組みが参考になる。病院の薬剤部では今、ピッキングはほとんど薬剤師がやっていない。だからといって、そのシステムをそのまま薬局に持ってくるには難しい面があるとは思う。

弁護士の赤羽根秀宜氏によると、調剤とは特定の人の診療行為に向かって行われるものである。また、実際的な工夫という意味では、処方箋を持って調剤するのは薬剤師なので、非薬剤師には処方箋は持たせない。したがって、薬局内指示書のように薬剤師が必要な薬のリストを出して、それにそって取り揃える。また自動分包機による効率化を図り、一包化の検品は、何が入っているかではなく、例えば「全てに錠剤2つ、カプセル1つが入っている」ということを非薬剤師がチェックする。テープやホッチキスでとめたり、ホッチキスの針が混じってないかの確認などは非薬剤師に任せる。欠けていないか、変色はないかなど最終的なチェックは薬剤師が行う。また、在宅でお薬カレンダーにお薬を詰める行程でも、最終的には薬剤師がチェックする。つまり「カレンダーに詰めているのは誰か？」と聞かれれば、「それは薬剤師です。ただ、機械を使ったり、パートナーさんに手伝ってもらっている」ということになる。重要な点は、ここまでが薬剤師で、ここからがパートナーと区切るのではなく、薬剤師とパートナーとが連携し、一体となって調剤するということである。

パートナーとともに仕事をすれば、薬剤師による単独訪問の時間も生み出せる。ここで医師の処方の効き方をみることで、次回、医師が処方をきるときに薬剤師として言えることが出てくる。

非薬剤師業務、あるいは周辺業務を考えるということは薬剤師の本質的業務を考えることだと思う。本質的業務は何かというと法的にもいろいろとあるが、現場レベルで思うのは、まずは薬学的知識を使うことである。薬学的知識を使い、薬を飲んだ後にその患者さんがどうなったかをみて、その上で、良きにつけ悪しきにつけ、薬剤師が提案をすることによって患者さんの状態がきちんと変わっていることが重要である。

私たち（医師）が、薬剤師に冗談半分で言っているのは、「こんな実弾が飛び交っていた的な、従軍記者みたいなレポートは止めてください」ということである。「先生（薬剤師）がいなければ、この結果は得られなかった」という事実がほしい。例えば、外来化学療法に薬剤師が介入したことでどのような変化があったか、あるいは、薬剤師が評価した上で、「その処方を継続しましょう」というような、有用なレスポンスが無ければ、機械に替わられてしまうと思う。

3 薬局経営を継続させる3つの要素

繰り返しになるが、非薬剤師業務、補助的業務を考え、制度化することは、本質的業務に薬剤師が専念するための手段であり、その結果、私たちの薬局では、残業が減り、在宅の採算性が改善し、離職率も下がった。逆に言えば、採算性と離職率の改善がないとパートナー制度は経営者に容認されないと思う。

「薬局3・0」には、①スタッフのやりがい、②社会貢献性、③採算性、という3つの要素が揃っている必要がある（図9）。この3つをトランプに例えてタワーを作ることは非常に難しい。実際にやってみるとわかるが、トランプで何度組み立てても、すぐに倒れてしまう(笑)。

私は何度か稲盛和夫さんの盛和塾で勉強させていただいた。その経営委員会には多くの企業の2代目、3代目が参加している。おじいちゃんの代から続く、例えば段ボールやペンキの会社のような、堅く、採算性が高い会社の方が多い。そこでは「ペンキを売ってどこに社会貢献

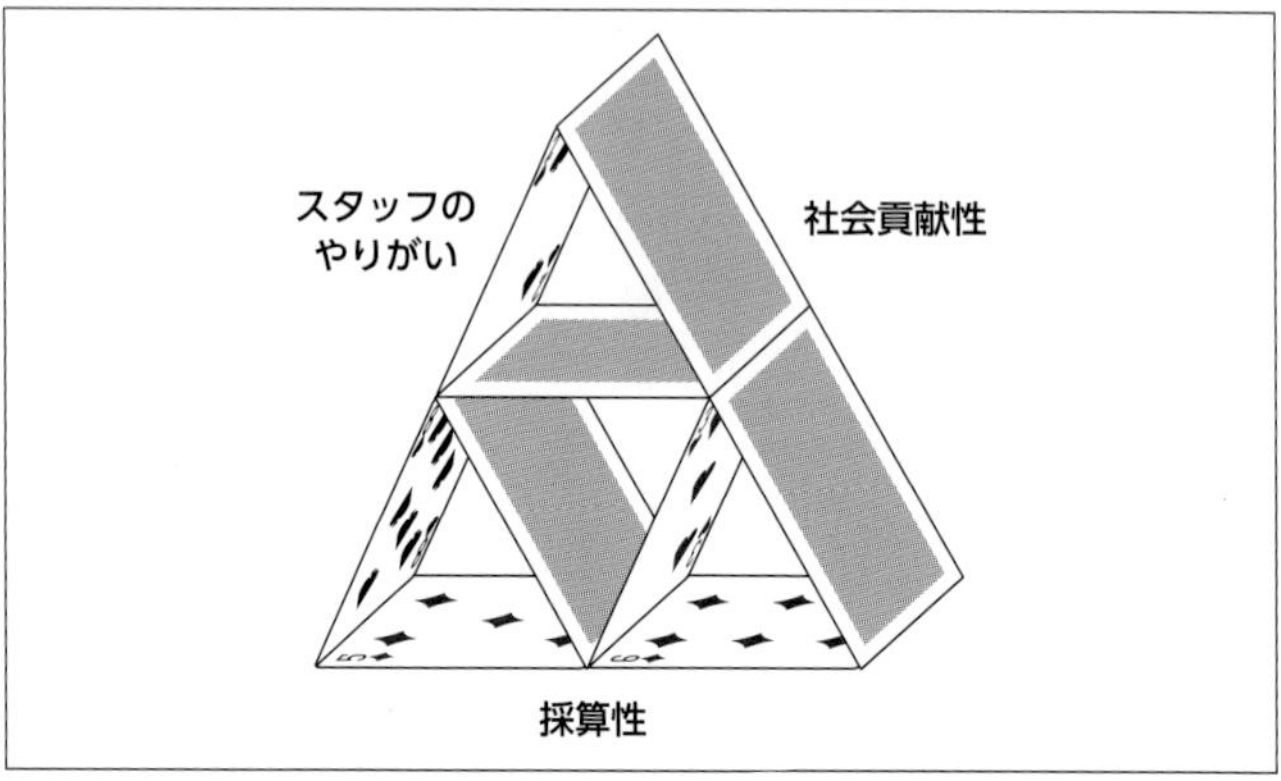

図9　ビジネスに必要な3要素

性があるのか」という話も出て、稲盛さんは「しがないペンキ屋と言うな。君のところのペンキは塗り替えタイミングが10年なんだろう。それで瀬戸大橋を塗る。高いところで塗る回数が減れば、落下事故で死ぬ人を減らせる。凄くいい仕事じゃないか」といわれると、「なるほど！」と、皆感動して泣くという場面もあった。

その一方、ベンチャーの会社の会合に行くと、皆、夢ややりがい、社会貢献性は語るのだが、どうやって実現するかというと補助金頼みだったりする。採算性が無く続かなくて、止めることになるという事例も少なくない。こうした事例からも、①スタッフのやりがい、②社会貢献性、③採算性、という3つの要素が揃っているビジネスは非常に少ないことがわかる。

薬局はどうだろうか。薬局というのは上場企業があるほどに採算性はある。では、社会貢献性はどうかというと、例えば薬害や多剤併用による被害の回避はできていないと言われている。また、薬剤師は「早くして！」「間違えるんじゃないぞ」みたいなことを言われ、ひたすら「ありがとう」とは言われない環境で、暖簾に腕押しみたいな服薬指導をして、やりがいにも疑問があるが、多少はお金はもらっているという人たちの集まりに見える。

幸いなことに私たちの薬局では、社会貢献性はあり、パートナー制度を導入した結果、スタッフのやりがいにつながり、かつ採算も取れるというところまでようやく来たといえる。この状態を上手く維持できれば、他の多くの薬局さんも真似ができるのではないかと期待している。非薬剤師業務をきちんと確立していくことで、業務の見える化が進み、適切なマンパワーのかけ方ができるので、適切な保険請求もでき、採算性が向上する。

次世代型薬剤師へステップアップするには、最初は覚悟から始まって、最終的には薬局における採算性と労務関係をきちんとする必要があると考えている。日本在宅薬学会では先述の通り、シンポジウムを開いて問題提起はした。次は、制度化に向けて、パートナー検定を立ち上げようと考えている。多くの学会等のような認定制度とは異なり、例えば秘書検定、漢字検定のような形が適度ではないかと考えている。このあたりのことは、誤解されやすい分野ではあるが、新しい薬剤師のあり方を実現するためには不可欠なことなので、関係各所と調整しながら進めていきたいと考えている。

5章

次世代型薬剤師育成に向けた大学教育への期待

大学の講演に呼ばれる機会が増え、薬学生が悩んでいるのを感じている。薬学生は、「病気を治したい」「人を良くしたい」と思って薬学部に来ている。それがいつのまにか、薬を準備して説明するだけが薬剤師の仕事で、大学での難しい勉強は現場で使わないのだと思い悩むようになる。薬学教育課程と薬剤師の現場には、このようなギャップがあり、なんとかしてあげたいという思いを持って講義している。

薬剤師、薬学生の今の状況は、弁護士に似ているのではないかと思うときがある。六法全書を全部覚えるのが仕事であると思われているかもしれないが、実際はそうではない。皆が納得して生きていけるような社会を作る、公平とは何か、ルールとは何か、ということを考え、現実社会に充てるのが弁護士である。そして当初は弱者を助ける、正義を貫く、そういったことをやりたくて弁護士を志したはずである。

1 医学教育と何が違うのか

リカレント教育という言葉がよく聞かれるようになったが、薬学部が果たすべき役割の1つには、これがあると思う。これは過渡期の問題かもしれないが、今、臨床系の教員として大学教授に招聘されている方は、変わりつつある薬局や薬剤師のあり方をご存じない。博士号を持っている人や、大きな病院の薬剤部長をしていた人を定年前後に招いて、学生に臨床を教えてくださいと、実務実習などの担当をお願いする。そして、学位は持っているが薬剤部長にまではなっていない若い人は准教授、講師として呼ばれて、何をさせられるかというと、実務家教員というよりも〝雑務家教員〟といった方がいいほど雑事をドサッと任されるのである。基礎系の先生にとっては自身の研究業績を残すことが第一であり、「学生実習なんかは病院から来た人にやらせておけばいい」という状態になっているようにも見えてしまうのである。しかし〝病院から来た人達〟が青春時代を送ったときの薬剤師は、対人業務ではなく、対物業務の質的向上に力を尽くしていた。これは大切なことだが、これからの薬剤師はこれだけでは足りない。私もそうだが、誰しも自分の成功体験を部下に語ってしまい、ますます教育と現場とが乖離してしまう。この改善が大事だと考えている。

1 大学で教えるようになったきっかけ

まさか今、自分が大学で教えるとは思っていなかったが、最初は10年ほど前、近畿大学で現在副学長の村岡修先生に、薬剤師の人材紹介をしている共通の知り合いを介してお会いした。ちょうど薬学部6年制が始まってそのカリキュラムを組むというところであった。村岡先生は、有機化学がご専門だが、当時教務部長という立場におられ「私が6年制を仕切らなあかん。でも、まったくわからん。4年生の後期にコミュニティーファーマシー論というのが16コマあり、それを担当できる人を探していた」ということだった。そこに紹介されたのが私というわけだが「大学での講義などやったことのない自分がなぜ？」とも思いつつ、承諾したというのが始まりであった。

村岡先生は「よかった～」と安心していたが、「ところでコミュニティーファーマシーって何ですの？」ということになった。村岡先生は、小林製薬が今商品化しているサラシアというインドネシアのツル性植物からとった新成分を見いだした。またタクラマカン砂漠で生育する寄生植物カンカを食する習慣のおじいちゃんたちは70、80代でも子供をもうけているが、それがテストステロンに似た強壮成分であることを見いだすなど、まさに有機化学の研究者なのだ。私にジャーナルを見せ「狭間君、僕の構造式が表紙を飾ってるねん」と言うような、研究が自分の重要な仕事である先生が、急に6年制の教務を担当することになった。医療薬学の各論なら、医学部から眼科や耳鼻科の先生を呼べば何とかなるが、「コミュニティーファーマシー」と言われてもわからないという状況だったのだ。

もう1つのきっかけは、大阪大学医学部第一外科の松田暉教授がご退官されたときである。

私が薬局を継ぐと決めたときに、「アホ！　なんでそんなんすんねん」「もう勝手にせえ」と言われ、医局とは断絶とまではならなかったが、距離を置く形になっていた。「移植医療を背負って立つべき人間が、何でそんなことをするのか」とも言われた。ところが、あるとき秘書から電話が入り「松田先生が電話くれとおっしゃってます」と言う。驚きながらも、兵庫医科大学の理事になられていた松田先生に電話をかけた。すると、開口一番「狭間君、地域に根ざした調剤薬局ってどういう意味や？」とおっしゃった。心臓移植の第一人者であり、外科医で知らない人はいない、その歴史に名が残るような先生がいったいどうしたのかと思い、「先生どうされたんですか?!」となった。

お話を聞くと、松田先生は退官後、兵庫医科大学の理事になったが、その学校法人が新たに薬学・看護・リハビリテーションの3学部を有する医療系の総合大学として兵庫医療大学を作るのだという。松田先生は「俺はそこの学長予定なんや。それで、薬学部って6年になってんで。6年って医学部と同じや。そんなん要るんか?!」「要ると思いますけどね～」。「そもそもやな、病院は分かる。治験や移植での薬剤部の使いようはわかる。しかし、街の薬局に6年制って、どうすればいいのか。しかも、『地域に根ざした』って何だ……?!」。ということで、西宮まで先生に会いに行った。そこで2時間ほどお話しして、「わかった。なるほど。そういうことか。確かにそういう時代が来るかもしれへん。ほなお前、手伝え！」ということになった。

私はそのとき、街の薬局が何をしているのかについて、こう話した。

多くが門前の薬局で、パチンコの景品交換所のようになってしまっている。しかし、薬剤師さんは地域医療、例えば在宅など、もっと他にできることがあるはずだとお話しした。ただ、当時は、在宅での困り事をきちんと解決しに行くなど、今のように、「薬を出すまではなく、出した後が仕事である」というところまで自分自身、完全に腑に落ちてはおらず、また、OTC医薬品でセルフメディケーションを薬局が支援するというような考えもなかった。

松田先生は当時、生体機能補完医学講座という北海道のアミノアップという健康食品の会社による寄付講座の設置にも関わっておられた。設置からもう10年以上になるが、大阪大学では第一号の寄付講座で、私はそのお手伝いもしていた。当時は補完代替医療といったが、がんに対する統合医療的なアプローチとして、機能性食品などを使うときに、薬剤師さんに薬学的にその素材に意味があるかどうかをみてもらわないと困る。私たち医師は、メーカーの商品説明を聞いて「ほんなら飲んでみるか」となってしまう(笑)。

やはり、その機能性食品に本当に意味があるかというのは、前章でも述べたが、フェーズⅠ、Ⅱ、Ⅲ、Ⅳといった一連の治験を理解している薬剤師、薬学者がみて、「あぁここまでの研究、試験をやっているなら、機能性食品としてはありかも!?」「これはあくまでもネズミのデータで、これをヒトのデータにまで持っていくには難しい」などの判断がつく。それこそCROの仕事に就く薬剤師もいるわけで、いろいろな薬剤師の仕事があるはずだ。なのに、「ベンディングマシーン（自販機）のように薬を出しているだけの今の状態は良くないし、それでは困る。学生時代から臨床的なことを教える必要がある」といったことを伝えた。薬事日報社から『薬局3・0』を出版して数年経った頃で、薬局も次世代に移ると考え、しっかりやっていくべきだ、というような話をした。

松田先生も、「あぁ、なるほど」となった。ちょうど私が近畿大学でコミュニティーファーマシー論を担当すると告げると、「なら、それをうちの学生達に言うたってくれ」と、4年生の前期に「新薬局論」を受け持つことになった。

また、当時、京都大学病院薬剤部長だった乾賢一先生が「医療薬学フォーラム」を京都で主宰された。その懇親会で話す機会があった。「ファーマシスト・サイエンティストやと思う。医師はMD、PhDで臨床もしながら研究もする。この国の薬剤師にはそういった人がいない」といったお話をして、その後、先生が京都薬科大学の学長になられた際に、「なんかしゃべれ」ということになって、1年生向けの講義を1コマ担当するようになった。

こういったきっかけから、熊本大学、長崎大学、愛知学院大学、就実大学などいろいろな大学に呼んでいただくようになった。摂南大学では「薬剤師キャリア論」、岡山大学、名城大学、青森大学ではバイタルサイン、フィジカルアセスメントを含め、薬剤師は今後何をするかについて講義をしている。単発では、神戸薬科大学で実習前の事前教育に加え、教員向けにFD (Faculty Development) を近畿大学でも担当した。そのほか北海道医療大学、星薬科大学、東京理科大学と様々な大学に呼んでいただいたことがある。自分の経験を話すことで何かの役に立てば、と考えている。

2 薬学生の戸惑い・不安・諦め

そういうなかで、1年生に対しては「将来こういう仕事があるよ」というようなことをお話しする。しかし、4年生の頃になると混乱している学生がいて、5年、6年と年次が進み、実務実習を経て、就職に向けて動き始めるようになると、「薬剤師の仕事はこんなものか」と思ってしまう姿を目にする。すなわち、彼らが勉強する薬理学、薬物動態学などは薬が体に入ってどうなるかという知識だが、薬を渡すまでの仕事を見て体験すると、「なんでこんなに難しい勉強をしているのか」「国家試験の内容はおかしくないか」などと言いたくなるわけである。

医療現場で多職種と連携しながら薬物治療を高度化させ、質の高い薬物治療を提供する。そのためには薬剤師が医療に介入することが不可欠だ。そのための高度な薬剤師を養成しようという理念のもとに薬学教育が6年制になったはずである。しかし、今は移行期にあると思うが、現場とのギャップが未だにあり、それを埋めることが、私の講義に期待されていると思っている。

兵庫医療大学で3回目くらいの講義のときに、ある4年生が「私、お父さんもお兄ちゃんもみんなお医者さんなんですよ」と話してくれた。「私も医学部にいこうかなと思ったけど、化学が好きで、それで薬剤師になろうと思って、今この大学にいます」と言う。そして「お父さんもお兄ちゃんも、どうせ医者の言ったとおりに薬を出すだけやろ。しょうもない仕事やって言うんですよ～!」と続けた。「それはツライよなぁ。そんな仕事ちゃうで～」と伝えるが、悩んでいたのかぽろぽろ泣いていた。でも、私の講義を受けて見方が変わったそうだ。

その後、5年生になって、どうしているのか聞いたら、「薬の動態が大事だと思って、薬物動態の研究室に入りました」と言う。「先生が『薬がいつ頃効いていつ頃効かなくなるのか。体に入ったらどうなるのかがわかる。これが薬剤師の武器や』と言っていたので、身につけたい」「そうやで。それ僕ら医者は知らんからね。『薬を飲んで、なんで3日目くらいから急に暴れたん?』っていうときに『だって暴れるはずですよ~』って動態からわかるのは薬剤師しかおらへん。勉強がんばりや」と言った。みんなすごく悩んでいるが、ちょっとした考え方の変化で、その悩みは解決できるはずなのだ。

3 創薬の醍醐味

ずいぶん前のことだが、創薬について再認識する出来事があった。例えば、手術を週に3回とコンスタントにもししたら、けっこうヘトヘトにはなるが、いちばん手と目が動く30代後半から50代半ばまで、それを20年続けると3000人を超す患者さんを救えることになる。

ところが、例えばスタチンであれば、何億人と救える可能性がある。抗がん剤も同様で、創薬の魅力はここにあると思う。私のような外科の教室でも、基礎系の教授に移って、今は免疫関係のことを研究している人もたくさんいる。そういう人達の話を聞くと、「自分もがんばったがやはり救える患者の数には限界がある。でも薬を上手く創ればもっとたくさんの人が救える」と言う。外科にこういった創薬のようなダイナミックさはない。一方で、マンツーマンで患者さんと人間関係を築きながら、患者さんを救うという喜びは創薬にはない。

つまり薬を創ることの醍醐味は、何十年にもわたって多くの方に影響を及ぼすことだと思う。実は私の父は創薬研究をしていた。金沢大学から京都大学大学院を経て、森下仁丹という会社に入った。今でも売っているが、ヘモナーゼPという痔の薬を創った。その消炎剤としてブロメラインというパイナップルからとれる酵素を使っている。当時、森下仁丹とドール社で50%・50%で「仁丹ドール」という会社を作っていた。そちらの子会社に父が転籍して、ドールが手を引いて100%仁丹の子会社となって「仁丹ドルフ」という会社になった。父はそこで創薬に携わっていた。今はジェイドルフに社名が変わったが、いまだにヘモナーゼ配合錠は販売されている。

その父はもう78歳で、とうの昔に一線を退いたが、若いときに創った薬が、未だに同じレジメンで作られ、未だに病気に悩む人を救っている。そういう楽しみが薬学にはある。薬学部に来ているのは、そこに生きると思っていた「物の人」なのだと思う。

父が面白いことを言っていた。同窓会に行くと、「息子がえらいがんばっている」「雑誌で見かけるぞ」と言われるそうだ。父に、私が今どんなことをしているのかを聞かれ、「かくかくしかじかでバイタルが云々で……」と説明した。すると父は、「あぁ〜、あれか。薬剤師は薬をつくるだけじゃなくて使う方もやるってことやな」と言った。研究者の父は、「薬剤師は薬をつくる」と思っていたのだ。まさに「対物」なのである。

そこに大きなギャップがある。FDなどで教員向けに話す機会はあるが、当然、創薬をやっている先生は少なからずいらっしゃって、現場とはギャップがある。それがきっかけで学生さんにお話をすることになるケースもある。大学の先生も、学生には現場の話をされているようだが、私のように外部から来た者にパーンと言ってもらって、「ね。私と一緒でしょ！」と言うと、学生も「あぁ、先生が普段言っていることはあながちウソじゃないんだな」となるようだ。

大学にずっとおられる先生は「なんか違う」とは思うが、具体的にどう違うかは、臨床から少し離れていることもあり、ご自身ではちょっと説明しづらいところがある。そこで私が現場で経験したような話をしてあげてほしい、という趣旨の依頼をされるわけだ。なので講義では、「100パー国試に出ませんよ」(笑)と前置きしながら現場の話をするのだ。将来、「何のために今ここにいるのか」と思ったときに、大学のときに、こんな話を聞いた気がすると思い出してもらえればいい。まさに私の講義はギャップを埋めるような授業だと思っている。

4 実習に感動はあるか?!

今となっては赤面ものだが、私が医学生の時代に、解剖の授業では、最初に「骨学」という骨の勉強をしていた。骨学の試験では、解剖室に骨が100個ぐらい並べられ、問題が書かれた小さな紙が各骨の前に置かれた。学生たちはピーッという笛の合図に従って、答案用紙に解答を書き入れながら、1つずつ席を移動していく。例えば、その骨にある溝の名前をラテン語で書け、という問題などが出題された。

5年生になるとようやく外科の実習に入って、手術場にあげてもらえる。手洗いを済ませて手術場に入ったところ、先生に「こっちに来てこれを見てみろ」と呼ばれて、スジみたいなものを見せられた。一部だけしか見られないのでどっちが頭か足かもわからない。「わかりません」と答えると、「血管か？　神経か？」と聞く。「これは……血管です」と答えると、さらに「動脈か？　静脈か？」と聞く。そのときの感覚では、「動脈は赤くて静脈は青いはず」だったが、そんなものは教科書のスケッチであって、実際は両方とも結合織に覆われて真っ白なのである。私は「え……」と固まってしまった。「そんなこともわからないのでは手術なんかできない」と言われ、以降、先生から完全に無視されて実習は終わった。

そのようなことがあって、「解剖、めっちゃ大事やん」となった。手術の教科書には、解剖学で習ったことが溢れており、当初は「大事やで」と言われても、その意味がわからなかったのだ。また、講義段階では「なんでラテン語やねん」「なんでこんなんやねん」と思っていても、現場に行くと、英語で表現することが必要で、慣用的にドイツ語の表現も残っている。このような、わからないことがあるのを、講義ではなんとなく教えてくれていたのである。

ある意味では、医学教育はギルド教育のようなものである。5年生とか6年生が実習に行ったときに、ベッドサイドティーチングなどと言うが、ついて来いと言われて、「できるか？」「いやできません」「そやろ。よし見とけ」などのように、細かい手技などを教えてもらうわけである。その教え方は、同じ手術でも大学によって、さらに同じ大学の外科の中でも違っていたりする。糸を切る長さが長かったりすると「それ、ちょっと品がないな」と言われたり「もうちょっと上品な切り方があるやろ」ということで、教えてもらう。

このような、〇〇先生流とか、一から教えてもらうというのが外科の手技には多い。臨床の教科書の記述に、人の名前がついたものが少なくないのはそのためである。結局、一子相伝で、作っている人がいて、それが同じギルドのなかで伝わってきたのが医学教育なのである。そのため、学生が実習に行ったときに腰を抜かすような、飛び抜けたことが行われているのだ。

私は外科を目指そうと思っていたが、指が太くて短い、さらに実習では静脈も動脈も全然わからない。「先生、私で外科は勤まりますか?」「なんでや?」「指が太くて短い……」「じゃ、僕の指と比べてみや」。私の指の方が先生の指よりも長かった。先生は「指の長さは関係ない。それとな、学生が見に来て、わぁ私にもできそう!　っていうような仕事がプロの仕事か?!」「こんなん、どうするんですか!!　と腰が抜けんばかりに驚く。そういう仕事をするのがプロの仕事じゃないのか!」と言われた。そりゃそうだ。「私に今できるかしら」ではない。「今はできないが、これができたら最高!」という職場はどういうものかと考えることが重要なのである。

薬学生が実習に行ったときに、「え……、渡すだけでいいの?」「作るだけでいいの?」「それなら、すぐに出来ちゃいそう」となってしまう。今の薬学生たちに医学教育の実習のような感動がないのは、システム的な問題ではあるが、何とかしないといけないことのように思う。

2 薬剤師教育とキャリアアップ

帝京平成大学の井手口直子先生がキャリアに関する講義のなかで、薬剤師には「逆リアリティショック」があると述べておられた。「例えば銀行員になりたい学生がインターンシップで○○銀行に入るとする。しかし、現実問題、まったく役に立たない。『何これ〜』となる」「大学を卒業すれば『あれもできる』『これもできる』と思っていたのに、『なんにもできない』と感じる。それがリアリティショック」「それを乗り越えるのが、社会人初級としてもの凄く大事。ところが今、薬剤師は〝逆リアリティショック〟なんですよ」と言う。つまり、「あんなこともしなくちゃ」「こんなこともしなくちゃ」と恐る恐る入って行ったのに、「え？ここまででいいの?!」となるのである。

「なんで医者みたいに患者のことばっかり考えるんだ」「我々（薬剤師）はもっと薬のことを考えよう」と直属の上司に言われたりする。もしくは、実習先で、「キミの考え方はおかしい。薬が効いたかどうかなんてのは医者の仕事なんだから」と言われたりする。そこで、ショックを受けてしまう。

1 卒業の先に何がある

あるとき、管理栄養士さんの会に呼ばれ、インターンの方を紹介された。主催者の方が「うちね、ほとんどがセカンドキャリアなんですよ」と言う。「彼女はもともとOLなんです」「そうですか」「彼女は銀行員なんですよ」「ああ、そうですか」。「あ、そうそう、彼は元々薬学生なんですよ」「えぇーーー！　薬学生やったん、キミ?!」「3年でやめました」「えぇーー！なんで？」「あんなん医療じゃないですよ。ボクは医療がやりたい」。誰がそんな教え方をしているんだろうか？

薬学部のパンフレットには、「調剤のエキスパートを育てます」などとは一言も書いていない。大体は「チーム医療の現場で、多職種と連携しながら主体的に行動できる医療人を育成します」「チーム医療の一員として臨床で活躍できる人材を育成する」などと書いてある。パンフレットに掲載されたイメージ写真には、医療チームの中に薬剤師が写っている。薬学生たちは、「私はこんな仕事がやりたい」と思って薬学部に来たのである。

6年制教育は医学教育の後をトレースしているので、OSCEにしろCBTにしろ、システマティックな実務実習制度をよく一気に整備したなと思う。実務実習をきちんと統率して行っているのは、ある意味では薬剤師の持つ真面目さが活きたのかもしれない。その形はともかく、病院でも薬局でも在宅でも、現場の薬剤師業務は、患者さんに薬を渡すまでに専念することが最終的な着地点であるかのように学生がとらえてしまうと、先行きに迷いを生じさせてしまうことになる。

実際に学生と接する中で、5年生、6年生になり実習が始まると、薬剤師の仕事が薬を準備して説明するだけの単調なものであるといった諦めを感じるようになる。実際に、今やっている難しい勉強が将来役に立たないのではないかと思っている学生は多い。

弁護士の赤羽根秀宜氏は、「薬剤師は対物業務込みの対人業務という、めずらしい仕事である」「物は必ず動かさなければいけないが、それを機械がやり出したときに、人の仕事をやる」と言う。入学以来、人の仕事をやると思ってきた学生たちは、1、2年生はやや茫然としながら基礎実験などをやらされて、3、4年生になっても、「物の勉強」がひたすら続き、人の仕事を感じられず、流石に「ちょっと待てよ」となるわけである。大学の教員が、学生たちに人の仕事を上手く見せてあげられないのだと思う。

薬剤師の仕事は疑義照会をして、速く正確に作って、説明し、薬歴で残す。一面的には結構シンプルな仕事に思える。それでも、1年生には処方監査はできないし、0・3mg量り取ることも難しく、説明もできない。それが6年後には、とりあえずできるようになる。それ相応の知識、技能を教えることは必要で、それだけでも成り立つようにも思えてしまう。しかし、その後現場に出て3、4年も経つと、そのような仕事は「もう大概できるわ！」となる。それで、「給料が高いとこ行こう」「この経験をもとに別のビジネスをしよう」となるケースは少なくない。いずれも悪くはないが、患者さんに薬を渡すまでのことしか考えていないからこういうことになる。そのような現場や先輩たちを見て、「この先に何かあるのか？」と悩んでいる学生も相当数いるだろう。加えて、機械化やＩＣＴ化などもあり、学生たちの心情は、つらいものがあると思う。

2 臨床教育の意味——今は〝浮いた人〟だが……

実際のところ、多くの学生はやる気があるため、これまで述べた事例のように、難しい勉強をしているのにもかかわらず、いわゆる〝いまいちの現場〟に実習に行くと落ち込むことになる。私は授業の一環として、各種の調剤機器、病院の注射薬払い出し機械、抗がん剤の自動調製機器など、ある調剤機器メーカーから借りた市販直後のプロモーションビデオを学生たちに見せている。

薬が出た後をみるとなると、普通の生活習慣病のフォローアップ、抗がん剤、免疫抑制あるいは輸液を使った栄養管理のフォローアップができるかなど、段階を追って医療人としてのキャリアアップができてくるかもしれない。したがって、現場としては大学や学生にフィードバックしなければならないが、そのような現場はまだ存在しない。未だ過渡期にあるのだ。

新しい薬学教育モデル・コアカリキュラムが始まり、今まで以上にフィジカルアセスメントの充実がなされているようだが、別に血圧を上手に測ることが目的ではなく、患者さんの状態をきちんとみて、薬学的判断をすることが大事なのである。医学部と同様に、臨床系の現役教員が現場に戻る仕組みが必要である。しかしながら、言葉は悪いが、今の大学には〝浮いた人〟が来る。

私が大阪大学の大学院生のとき、シュライバーといって第一外科の松田暉教授の外来の補助係を担当した。その姿を間近で見た私は、「世界の松田教授が患者さんを診ているわぁ！」と感動した。複雑で小さな血管をつなぎ合わせたりするのが小児心臓外科だが、術後の外来診察に、その子たちが元気に歩いて来る。お父さんお母さんからは、「先生のおかげでこんなになりました」と感謝される。松田先生は「キミ大きくなったなぁ」「学校行ってんのか」「体育な、マラソンはあかんで。その他はええからな」などと話しかける。

そんな診療の合間に、先生がくるっと私の方を向いて、「狭間君、僕らはこうやって患者さんから元気をもらうんやなぁ」と言う。偉い先生もちゃんと現場を診ているのだ。看護学校の先生も、やはり現場に出ている人が多い。そのことを学生たちも実感している。

ところが、今の薬学部にはそのような制度はない。いずれ現場で活躍している人が学生を教えるように変えないといけないのではないか。大学によっては附属薬局を持っているところもある。現場はあるのだ。そこで教員自らがちゃんと働きながら、その上で学生に教えることが大事だと思う。

薬剤師はファーマシスト・サイエンティスト。京都薬科大学学長も務めた乾賢一先生は、薬剤師はScience（科学）、Art（技術）、Humanity（人間性）の3つを持っていると言われる。京都大学病院で永らく薬剤部長を務められたので医学部の医師がよく勉強し、研究し、臨床をみていることをよくご存じである。同じことを薬剤師もしなければいけないはずだとおっしゃっている。

大学時代には、外科であれば手術ができて当たり前。でも、それだけできても意味がない。世界にとって、それがどのような意味があるのかを研究して問う。さらに自分のやったことを部下や後輩に教える。この臨床・教育・研究の3つをいかにバランス良く実践するか、それが使命だと叩きこまれた。

今後、薬学部は変わっていくと思うが、臨床系の教員も、現場から離れた人ではなく、まさに今現場で働いている人が、「四の五の言わんとついてこい」と現場を見せて学生が腰を抜かす。このような流れに変わっていかなければならない。この先20年も私ができるわけがないので、次の世代に繋いで行く必要がある。それが本来の姿であり、現場が伝えなければいけないことである。今は制度上の課題があるため、そのような現場が実現されていない。ビジネスとしての難しい現実問題はあるが、今後に期待したい。

3 「やりたくない」からの発想

今の学生は、情報過多の時代にいるように思う。例えばネット上で〝ハザマ薬局の評判〟を検索するといろいろな口コミ情報が流れているが、ある程度のせめぎ合いのなかで仕事をしていかなければ、評価されるアウトカムは得られない。多少なりとも人と違うことをするから、違う結果が出て、場合によっては世間から評価されることになる。私は学生たちに、就職先を決めるときは伝聞ではなく「社長や事業部長の顔を見ろ」と伝えている。会社の方針、考え方なりを直接見て聞いて、学生自身が自ら取捨選択して就職を決めればいい。

あるとき、「病院って○○らしい……?」「薬局って○○らしい……?」「MRになると○○らしい……?」「研究職も○○らしい……?」と、立て続けに質問を受けたことがある。私は「自分の将来を伝聞で決めたらあかん!」「自分にとって座り心地の良い椅子があって、『どうぞ座ってください』ということはないよ」「自分で椅子を作って、直して、『結構良い感じ』と思うこともあるが、『なかなか思い通りにならない』と思いながら生活していくもの」「ここは

○○があきません、こっちは○○があきません、と言うのはどうかと思う」「調剤薬局ってやりがいが無いらしいので行きたくないとも聞くが、やりがいがないのか、あるのかやってみたらいい！」と話した。

また、ある学生に「なんで薬学に来たの？」と聞くと、「私は小児喘息で、あるとき息ができなくて、幼心に死を意識しました。ところがこの薬飲んでごらんと言われて飲んだら、ファーと胸が広がり空気が入ってきて、あぁ！　これで生きられると思って、今も生きてます。あのとき何でそうなったのかと凄く興味があって、同じような病気で苦しんでいる人を助けてあげたい。そのために来ました」と言う。そのようなことを実現できるような職場を探すことが筋だと思う。給与が高い、福利厚生が良いというのも大事だが、私たちはそのためだけに働くわけではない。そういう暑苦しい話をする。なかにはどん引きする子もいるが、食いついてくる子もいる。どん引きするのが悪いわけではなく、そういう時期は誰にでもある。

大事なことは「やりたくない」ことは、年を取っても周りの環境が変わっても変わらないということである。だから学生たちには、「まず、やりたくないことを決めなさい」と言っている。例えば「医者の言いなりは嫌だ」と決めればいい。そして、医者の言いなりにならなくても動ける薬局はどこだろう、そういう薬局はあるのだろうかと調べる。他の条件は多少劣っても、嫌なことはしなくて済む。

若手薬剤師、あるいは学生が現状の対物業務と対人業務との間で思い悩んでいるわけだが、直近の経済財政諮問会議の考えをみても、対物業務から対人業務へシフトするよう調剤報酬体系は抜本的に改革する――との方向にある。

平成28年度診療（調剤）報酬改定はあくまでも要点整理に留まっていると国の会議でも指摘されており、平成30年度改定以後、大きく方向性は変わるのではないかと考えている。そのような方向性が出てくると、対物業務に留まる現状に不満を持つ若手薬剤師、あるいは学生が動きやすくなる環境へと変わっていくのかもしれない。そうなれば現場はもっと変わっていく。大学自らが、現場がどう変わっているかを考えて、教育をしていくことが重要だと思う。

薬学教育で学ぶ薬理学、薬物動態学、製剤学などの知識は、薬が体に入った後をみるためのツールを教えてもらっている。わからなかったら追試までしてもらえる。ありがたいことである。何しろ、一旦社会に出れば、「知らない？　じゃ、いいわ」となってしまうのが普通である。だから、頑張って勉強して欲しいと思っている。それを活かす現場は、今は少ないが、10年後、15年後、もっと増えていると思う。そのためにも、薬学部の教育は今後さらに重要性を増すだろう。

パラダイムシフト　～あとがきに代えて～

ある本を読んでいたら、世界の大きな1つの転機は天動説から地動説への転換だと書かれていた。ローマ教会が正式に地動説を認めたのは1980年代に入ってからだが、既に16世紀から17世紀にかけて、コペルニクスやガリレオらが気づいていたことだ。延々と続いた宗教裁判もようやく地動説を認め、今ではほとんどの人が地動説を信じている。

このきっかけは、大航海時代に望遠鏡が開発されたことだ。それまでこの世は平らであるとされていた。海に浮かぶ船は遠くにあれば全体が小さく見え、近づくに従ってその全形が大きくなるはずなのに、実際に望遠鏡で見ると、まず帆の先端が見えてその後次第に全形が現れる。ということは、海は真っ平らではないのではないかとなった。また、天動説に従えば天体全てが同じ動きをするはずだが、望遠鏡の開発により、星の回りを回る惑星が見つかった。その結果、パラダイムシフトが起こったという。薬剤師の世界であれば、薬を出すまでの仕事から、出した後の仕事への転換であろう。

その本によると、地球が動いていると言った人々が宗教裁判にかけられてしまったキリスト教社会でも、今では天動説を信じている人はほとんどいないが、「あぁ、君が言うように地球が動いている」と言った人もいないという。なぜ地動説に転換したかというと、長い年月を経て、天動説を主張する人が死んだだけという結論が書かれてあった。亡くなった私の叔父は、ある理系の大学教授だったが、「研至くんなぁ、サイエンスというのは螺旋階段みたいなんや。もの凄く下から続いている」と話していた。確かに、ジャーナルを見ると未だワトソン・クリックが引用されていたりする。叔父は「螺旋階段の一回転を繋ぐ仕事をする。これがサイエンス。僕の仕事は過去の人の仕事を一段繋いだだけ。その後、それを上に繋いでくれる人が出てくる」と話していた。

まさにその通りで、人の記憶も寿命も永遠ではない。それでいい。前出の本によれば、天動説から地動説への転換は、天動説を信じた人間が死んだだけということだが、何かの時点を機に、次第に変わっていくものなのである。今、まさに薬剤師、薬局の世界において、パラダイムシフトが起ころうとする時期に差し掛かっているのである。

私の話も、今は聞いてもらえるが、20年、30年経てば、「先生、古いですよ。その時代はそうだったかもしれませんが、それは古い成功体験でおっしゃっているだけです」と言われてしまうかもしれない。テレビなどで、昭和50年代の紅白歌合戦の映像を目にすると、とても懐かしく見てしまう。北島三郎はまだ若く、三波春夫や往年の大御所が出場していて、最後は、どの演歌の歌手が「さようなら〜」と締める。今となっては、その様子をNHKホールで見ていた人も唄っていた人もいない。世界とはそういうものなんだなと思う。

残念ながら、薬剤師の仕事は意味がないという意識は、未だにどこかに明確にあって、薬を出すだけの仕事（出すのも大変なのだが）とも思われている。しかし、薬局では薬剤師の業務を変えた途端にコスト請求ができなくなってしまうという現実問題がある。ハザマ薬局では「採算度外視とまではいかないが、やるべきことをやって採算を考えよう」というスタンスで在宅を始めた。採算度外視では当然、経営は成り立たなくなり、銀行も離れていく。実際に離れていった。しかし、中には支援してくれる銀行があった。資金が尽き、これで本当にもうダメだという日の朝にたまたま振り込みがあって、何とかショートせずに済んだということも経験している。

例えば、当面の目標である2025年には、本当に残念ながら高齢者人口が増え、生産者人口が減り、流石に医療保険制度全体の抜本的な改革が必至となろう。そのときに、医師も医療費も増えない一方で、現在の薬剤師は28万8000人と、医師31万1000人とほぼ同数いる。インフラとしての薬局数はコンビニより多い（その頃には多少は減少するかもしれないが）。病院の前には2店舗しか残らなくなるかもしれないが、それでも薬局はしかるべき形で残っていくだろう。

薬局は当然、医薬品供給はするが、ＯＴＣ医薬品も扱って受診勧奨もする、そこを拠点に健康サポート、あるいは予防医療への参画も求められるだろう。少なくとも、そのような仕事ができる薬剤師が必要になることは事実であり、大学はその先の薬局・薬剤師の姿を自ら考え、薬学、薬剤師教育に取り組んでいくことが重要である。

薬局や薬剤師が変われば、地域医療が変わる。一医師として薬剤師の諸先生方のこれからの活躍に心から期待している。

２０１７年６月

狭間　研至

著者

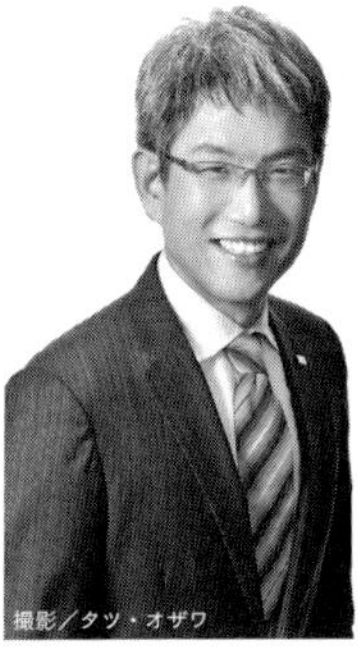

狭間研至（はざま けんじ）

昭和 44 年 大阪生まれ
ファルメディコ株式会社 代表取締役社長
一般社団法人 日本在宅薬学会 理事長
医療法人嘉健会 思温病院 理事長
大阪大学大学院医学系研究科 統合医療学寄附講座 特任准教授
熊本大学薬学部・熊本大学大学院薬学教育部 臨床教授
京都薬科大学 客員教授

平成 7 年大阪大学医学部卒業後、大阪大学医学部附属病院、大阪府立病院（現　大阪府立急性期・総合医療センター）、宝塚市立病院で外科・呼吸器外科診療に従事。

平成 12 年大阪大学大学院医学系研究科臓器制御外科にて異種移植をテーマとした研究および臨床業務に携わる。平成 16 年同修了後、現職。

医師、医学博士、一般社団法人 日本外科学会 認定登録医。

現在は、地域医療の現場で医師として診療も行うとともに、一般社団法人 薬剤師あゆみの会・一般社団法人 日本在宅薬学会の理事長として薬剤師生涯教育に、長崎大学薬学部、近畿大学薬学部・兵庫医療大学薬学部、愛知学院大学薬学部、名城大学薬学部などで薬学教育にも携わっている。

著書：『薬局マネジメント 3.0』（評言社）、『薬局が変われば地域医療が変わる』（じほう）、『薬剤師のためのバイタルサイン』（南山堂）、『薬局 3.0』（薬事日報社）、『外科医、薬局に帰る』（薬局新聞社）、『がんにならないのは、どっち』（泰文堂）など。

薬剤師3.0

地域包括ケアを支える次世代型薬剤師

2017年7月28日　第1刷発行

著　者　狭間 研至

発　行　株式会社 薬事日報社
本社　〒101-8648　東京都千代田区神田和泉町1番地
電話　03-3862-2141（代表）
FAX　03-3866-8408
支社　〒541-0045　大阪府大阪市中央区道修町2-1-10
電話　06-6203-4191（代表）
オンラインショップ　http://yakuji-shop.jp/
ホームページ　http://www.yakuji.co.jp/

組版・印刷　永和印刷株式会社

Printed in Japan.　ISBN978-4-8408-1406-5